JN017335

このシールを剥がすと，付録の「Web
解説動画」を見るためのログインIDと
パスワードが記載されています．

↙ここからはがしてください．

リフレクションを可視化する

ティーチング・ポートフォリオ・チャート

Teaching Portfolio Chart

作成講座

Web解説
動画付

栗田佳代子　東京大学大学院教育学研究科准教授
吉田　塁　東京大学大学院工学系研究科准教授

医学書院

リフレクションを可視化する

ティーチング・ポートフォリオ・チャート作成講座

【Web解説動画付】

発　行　2021年3月1日　第1版第1刷©

著　者　栗田佳代子・吉田　塁
　　　　　くりた　か　よ　こ　　　よしだ　るい

発行者　株式会社　医学書院

　　　　代表取締役　金原　俊

　　　　〒113-8719　東京都文京区本郷1-28-23

　　　　電話　03-3817-5600（社内案内）

印刷・製本　真興社

ISBN978-4-260-04477-6

はじめに

🍎 ティーチング・ポートフォリオ・チャートの広がり

　「よい教育」を実現するための具体的な手法や考え方は，世の中にすでに無数にあり，これらの情報は簡単に手に入れることができます。一方では，教育に対する社会からの要請や期待は日々高くなり，教員はそれに応えたいと考えつつも諸事に忙殺され，「よい教育をしたい」とじっくりと考える時間をとることもままならない日々を過ごしています。

　また，2020 年の COVID-19 の世界的な感染拡大は，教育方法に大きな影響を与えました。感染拡大防止のため，2020 年度開始当初は，大学をはじめとする教育機関におけるほぼすべての授業が，オンラインに急遽切り替わる事態となりました。このことは，「対面で行われる授業では何が学べるのか」「オンラインでは何ができるのか・できないのか」「そもそも何が『学び』につながるのか」といった問いが起こり，これまで当たり前だった教育や学校の価値が見直される機会となりました。

　現在，教員は，膨大な情報と社会からの期待に囲まれ，かつ，教育そのものの価値について問い直す機会を否応なく突きつけられており，今ほど教育者としてのあり方を自分で自覚することが必要とされているときはありません。そうでなければ，情報に流され期待に応えようと右往左往し，いつしか自分に自信がもてなくなってしまうことでしょう。

　本書でとりあげるティーチング・ポートフォリオ・チャート（Teaching Portfolio Chart：以下，TP チャート）とは，教育者としての自分を振り返り，自分のあり方を自分で見出すためのツールです。学生にどのように育ってほしいのか，自分はどうありたいのか，学問の何を学んでほしいのか，これらの問いに対する答えは，他者から与えてもらうものではなく，自分のなかに見出すものです。自分のなかにある軸を見出せば目指す方向が定まり，必要な情報を，意思をもって選び取っていくことができるでしょう。また，教育者としての価値をあらためて認識し，誇りをもって教育を行っていくことができるでしょう。

TPチャートの試作版が2009年に開発されて以降，TPチャートを作成するワークショップが数多く開催されてきました。それらのなかには参加者が900名を超えるものや，アイルランドや台湾での開催，オンラインでの実施が含まれています。また，TPチャートは，小中高の先生方にも受け入れられ，学校種を越えて普及しつつあります。

TPチャートは，新しい教育方法でもありませんし，作成するには一般的な研修プログラムよりは少し長い時間を必要とします。しかし，それでもこれら多様な場へ広がりを見せているのは，TPチャートが「どうありたいのか」を自身に問い，教育者としての自分を見出せるというところに意義を感じてくださる人が多いからではないかと考えます。

そこで，さらにより多くの先生方にTPチャートについて知っていただき，使っていただけるよう，作成や活用の方法について具体的にまとめたのが本書です。

🍎 想定する読者

本書で紹介するTPチャートは「教育者であること」について深く考えるツールです。したがって，教育に従事している，あるいは従事したいと考える方々を読者として想定しています。なかでも本書は，看護学を専門とする教員に読んでいただきたいと考えているので，TPチャートの事例としては，看護学を専門とする先生方のものを所収しています（第2部第3章）。

本書の想定する読者は，第一に看護師を育てることに従事する大学や専門学校に所属している教員ですが，これからそうした職に就こうとする方々，具体的には，現在，大学院生であったり，あるいは現役の看護師から教育職を目指そうとされたりしている方々にも手に取っていただきたいと考えています。

もちろん，事例は看護学を基本としていますが，他の学問領域に通じることも多く，実際に理念そのもの，あるいは理念に至る過程に学問間に大きな違いは見られません。これは，本書で紹介するTPチャートを作成するワークショップが，学問領域や職位を問わず，また，小学校や中学，高校，大学に至るまで多様な学校種の先生方が互いに共有し合いながら行われるところにも表れています。したがって，他の学問領域において教育に従事されている高等教育機関や初等中等教育の先生方にも，TPチャートの理解や作成，あるいは活用について知りたいときに役立つ書になると考えています。

🍎 本書の構成と使い方

本書は，3部構成となっています。知りたい内容に応じてどこから読んでいただいてもかまいません。大まかにいえば，TPチャート自体について知りたい場合は第1部，作成について具体的に知りたい場合は第2部，TPチャートではなく

ティーチング・ポートフォリオ（TP）について知りたい場合は第3部から開いてみてください。また，巻末には参考文献および参考となるWebサイトを所収しています。

　以下，各部をより詳しく解説します。

　第1部は，TPチャートそのものについての理解を目的としています。第1章では，TPチャートの成り立ちや，作成の意義・活用を基本構成とともに説明しています。また，作成の際には他者との対話がとても有意義であり，理念を深めるメンタリングに通ずることから，この対話の意義や具体的方法について第2章で取り上げています。

　第2部は，TPチャートを実際に作成するときに読んでもらいたいパートです。まず，具体的な作成方法について第1章で順序を追って説明しています。ここには目安の時間や注意事項も書かれているので，ページをめくりながら一歩一歩TPチャートを作成していくことができます。また，第2章は，一度作成したTPチャートを見直す方法について説明しています。具体的には，特に【理念】と【方針】に注目し5つの質問を使って，自問自答や他者との対話を通して，TPチャートをブラッシュアップする方法を示しています。

　第3章には，実際にさまざまな専門領域の看護教員によって作成されたTPチャートの実例を所収し，第4章は，実際にTPチャートを用いて理念を深めるメンタリングの対話録です。TPチャートを用いた対話でより深い教育理念に到達する様子を知ることができます。

　第3部は，TPチャートのおおもとであるTPについて知っていただくことを目的としています。ここでTPチャートとの比較をしながらその基本構成や特徴，活用について説明しています。

　また，本書にはTPチャートを作成する各ステップなどについて，解説する動画があります。動画のある箇所にはそのマークがついています。これらもぜひ参考にしてみてください。

　皆さんもTPチャートについて「学ぶ」だけでなく，作成をして，自分をじっくりと振り返っていただければと思います。TPチャートの作成が，ご自身の教育者としての価値をあらためて確かめ，新しい一歩を踏み出す一助となれば幸いです。

2021年1月

栗田佳代子・吉田　塁

目次

はじめに　iii

第1部　TP チャートを理解する　1

第1章　TP チャートについて知る　2

TP チャートは，教育活動を可視化しリフレクションを促す 2

TP チャートには多様な活用方法がある 6

TP チャートを更新することで，継続的なリフレクションが促される 9

第2章　メンタリングについて知る　13

メンタリングによって，よいリフレクションができる 13

メンタリングで話を聴くときには，気をつけることがある 15

第2部　TP チャートを作成する　17

第1章　TP チャートを実際に作成する　18

TP チャート作成のための準備をする 18

TP チャートに取り組む 20

Column　デジタル版の TP チャートの作成 41

第2章　TP チャートを見直す　43

TP チャートを見直すことの意義を知る 43

TP チャートを見直す方法を知る 44

実際に TP チャートを見直す 46

Column　TP チャートの組織への導入 53

第3章　TP チャートの実例を知る　55

TP チャート作成ワークショップについて知る 55

事例1　A 先生の TP チャート（資料1） 56

事例2　B 先生の TP チャート（資料2） 57

事例3　C 先生の TP チャート（資料3） 63

事例4　D 先生の TP チャート（資料4） 66

第4章　TPチャート作成に関する座談会を通して，
**　　　　メンタリングの実際を知る**　　　　　　　　　　**70**

　　「TPチャート作成の感想」をめぐる座談会 70
　　座談会のまとめ——メンターからの問いかけのポイント 90

第3部　ティーチング・ポートフォリオ（TP）を理解する　91

　　TPはリフレクションにもとづいた教育活動に関する文書である 92
　　TPは個人でも組織でも活用できる 97

参考文献　103
TPに関する参考書籍，関連Webサイトなど　105
おわりに　107
索引　109
著者略歴　111

装丁・本文デザイン/トップスタジオデザイン室（轟木亜紀子)

付録 Web 動画のご案内

本書の動画の見かた

本書で マークがついている本文箇所は，付録の Web 動画を PC, iPad, スマートフォン（iOS, Android）でご覧いただけます（フィーチャーフォンには対応していません）。右記 QR コードまたは URL の Web サイトにアクセスし，ログイン ID とパスワード（本書見返しのシールに記載されています）を入力してください。

＊動画の閲覧は Web 配信サービスとなります。

QR

URL

https://www.igaku-shoin.co.jp/prd/04477/

本 Web サイトの利用ライセンスは，本書 1 冊につき 1 つ，個人所有者 1 名に対して与えられるものです。第三者へのログイン ID とパスワードの提供・開示は固く禁じます。また図書館・図書施設など複数人の利用を前提とする場合には，本 Web サイトを利用することはできません。不正利用が確認された場合は，閲覧できなくなる可能性があります。

ご注意

・Web 動画を再生する際の通信料は読者の方のご負担となります。
・配信される Web 動画は予告なしに変更・修正が行われることがあります。また予告なしに配信を停止することもありますのでご了承ください。
・Web 動画は書籍の付録のため，ユーザーサポートの対象外とさせていただきます。
・動画には音声もありますので，再生する際には周囲の環境に御注意ください。

動画一覧

Video 0　TP チャート作成のための準備をする（➡ 18 頁）

Video 1　作成の流れを知る（➡ 20 頁）

Video 2　基本情報と作成目的を記入する（➡ 22 頁）

Video 3　行っている教育活動について書き出す（➡ 23 頁）

Video 4　教育活動に関する改善点や努力していることを書き出す（➡ 25 頁）

Video 5　教育活動の成果や受けた評価を書き出す（➡ 27 頁）

Video 6　（ペアワーク 1）責任，改善・努力，成果・評価を共有する（➡ 29 頁）

Video 7　教育活動で使っている方法を書き出す（➡ 30 頁）

Video 8　方法の背後にある方針を書き出す（➡ 32 頁）

Video 9　方針の背後にある理念を書き出す（➡ 34 頁）

Video 10　理念→方針→方法の順に対応を確認する（➡ 36 頁）

Video 11　（ペアワーク 2）理念，方針，方法を共有する（➡ 36 頁）

Video 12　記述を裏づける根拠について書き出す（➡ 37 頁）

Video 13　（ペアワーク 3）根拠について意見交換する（➡ 39 頁）

Video 14　短期目標・長期目標を書き出す（➡ 39 頁）

Video 15　感想を書き出す（➡ 40 頁）

Video 16　（ペアワーク 4）目標と感想を共有する（➡ 41 頁）

Video 17　TP チャートを見直すことの意義を知る（➡ 43 頁）

Video 18　TP チャートを見直す方法を知る（➡ 44 頁）

Video 19　理念のチェック①　その理念が大切な理由を教えてください（➡ 46 頁）

Video 20　理念のチェック②　具体的に○○とはどんなことですか？（➡ 48 頁）

Video 21　理念のチェック③　○○と△△はどのような関係ですか？（➡ 49 頁）

Video 22　理念と方針のチェック①　理念を実現するのに，その方針で十分ですか？（➡ 50 頁）

Video 23　理念と方針のチェック②　その方針に対して理念はちゃんと対応していますか？（➡ 51 頁）

第1部

TP チャートを
理解する

第1章

TP チャートについて知る

TP チャートは，教育活動を可視化しリフレクションを促す

TP チャートは TP の体験版として開発された

　TP チャートとは，**図1**のような A3 判の 1 枚のワークシートです。**図2**はこのワークシートに取り組み，作成された TP チャートの一例です。**図1**のワークシートが，黄や青などの付せんでうめつくされています。これらの色や形にも意味がありますが，それは第2部第1章（19頁）で詳しく説明します。

　ここでは，TP チャートがどのようなものなのかを理解するために，まず，その起源を知るところから始めましょう。どのように TP チャートが開発されたのかを

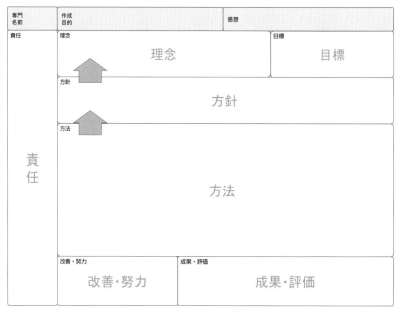

図1　TP チャートのテンプレート

知ることで，その特徴が明確になります。

　　まず，TPチャートの名称に含まれているTPとは，ティーチング・ポートフォリオの略称で，教員が自身の教育活動について行ったリフレクションにもとづいて記述された8〜10ページ程度の本文と，その内容を裏づける根拠資料から構成される文書です[1]。TPの詳細については，第3部（91頁）に記述していますが，TPチャートの理解のためにここでも簡単に紹介します。

　　TPは1980年代にカナダで生まれ，現在は北米やヨーロッパ，オーストラリアなどにおいて教育改善のツールや教育業績評価の資料として広く普及しています。一方，日本では2008年の中央教育審議会の答申において多角的な教育業績評価資料の例として言及されて以降，次第に認知度が高まってきている段階です。

　　TP作成における，自分の教育活動全体を見渡し，振り返って文書にまとめるという作業は簡単なものではなく，一般的に13〜17時間を要するとされています[1]。したがって，独力でも作成は可能ですが，メンターと呼ばれる作成支援者の支援を受けてTPを作成する，集中型の3日間程度のプログラムへの参加が推奨されています。こうした作成にかかる労力と時間を考えると，TPはその労力と時間以上の価値が認識されなければ，なかなか機関としての導入には至らないのが現実です。

　　ここで，その価値について目を向けてみると，それは「作成プロセスにおける教育活動のリフレクション」と「その成果物としての教育活動の可視化」にあります。

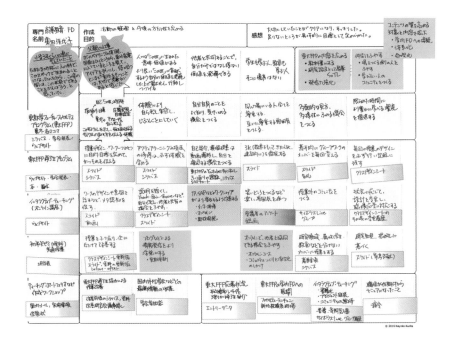

図2　完成したTPチャートの例

この TP の価値を短い時間で体験してもらうことを目的として著者（栗田）が 2009 年に開発したのが，TP チャートです。TP チャートは 2 時間程度で作成が可能ですから，主として高等教育機関における TP を知ることを目的とした研修において用いられ，以降，改善を重ねて現在の版となりました。

つまり，TP チャートはもともと TP の価値を体験によって理解してもらうことで TP の普及を促すために開発されたものですが，後述するように，TP にはない TP チャートの長所も多いことから，TP チャート作成を主目的とした研修が開催されるようになってきており，TP チャートが単体で普及してきているのです[2]。

自分の教育経験，方法，理念，目標などを，付せんを使って書き込む

では，実際に TP チャートがどのようなものなのかを簡単に見てみましょう。TP チャートは，冒頭で示したとおり，**図 1** のような A3 判の 1 枚のワークシートで，さまざまな大きさの四角の枠の集合体で構成されています。

上部には，専門領域や氏名，作成目的，感想，日付を書き込む領域があります。それ以外の場所は，「責任」「改善・努力」「成果・評価」「方法」「方針」「理念」「目標」といった項目名のつけられた枠がさまざまな大きさで配置されています。これらの項目は TP の基本構成と同様であり，これらを手がかりに教育活動を整理し，リフレクションを深めていきます。具体的には，定められた順番に従って各項目に取り組み，項目に応じた教育活動に関する事項を決められた色の付せんに書き出して貼り，教育活動を振り返っていくのです。付せんを使うことで，後で自由に配置を変えたり差し替えたりすることができます。「記入順序や場所」によらずに付せんの情報を柔軟に再構成できることで，思考が妨げられにくく，リフレクションが促されます〔デジタル版（19 頁参照）もあります〕。

TP チャートがリフレクションの対象とするのは，直近 1 年程度の教育活動全体です。つまり，担当している授業科目だけでなく，教育者として行っている教育活動のすべてを扱います。

具体的な教育経験から始めて，抽象的な教育理念に迫る

実際の詳しい作成方法は第 2 部で説明しますが，TP チャートは，まず，具体的に担当している授業やその他の教育活動，あるいは改善したことなど，実際に行ってきたことを思い出して書き出すところから始めます。そして，そうした活動をあらためて振り返ることで，その背後にある，自分が大切にしている姿勢や考え方など教育において根幹となる理念を見出していきます。

ここで「見出す」と表現しました。普段の行動のほとんどは，自分なりの理由があるものです。たとえば，授業の開始時間や終了時間を厳しく守っていたり，学生

の名前をできるだけ早く覚えて呼ぶようにしたり，見かけたら必ず話しかけたり，毎回の授業で必ず授業内容に関連するニュースを紹介したり，など，教員それぞれに「習慣化していること」「重要だと考えて行っていること」があるのではないでしょうか。そして，それらをなぜ自分は行っているのか，あらためて考えてみることで，その背後にある理由に気づいていきます。つまり，ここでの「教育理念」とは，自分で自分の行動の理由を考える，自身のなかにすでにある「行動の軸」を探り出すというプロセスによって「見出されて」いくものなのです。

　つまり，TP チャートの作成においては，典型的な教育理念から選んでもらう，あるいは理念から先に書いてもらうことはしません。これらの方法では，たとえばさまざまな教育理念が例として提示されれば，どの理念もよいものに思えてきて選べなくなってしまったり，理念から先に挙げると自分の考えからは遠い，「社会的に好ましい」ものを選択してしまったりして，「借り物の理念」になってしまうことが多いためです。

TP チャートをつくると自分の教育活動を可視化して見渡せる

　TP チャートの特徴として「1 枚のワークシートに付せんを貼りながら教育活動を振り返る」という作成形式が挙げられます。TP チャートには，教育活動に関して TP に対応した項目が布置されており，作成後には教育活動全体を一度に見渡すことができます。この一覧性の高さは，TP よりも優れている点であるといえるでしょう。この特徴により，専門領域や教員としての経験年数によらず，教育活動全体を 1 枚のワークシートに可視化することができます。そして，付せん 1 枚につき 1 つの事項が単語もしくは短い句や文章で示されているので，多くの事項の関係性が視覚的に把握しやすくなっていることも優れた点の 1 つです。

　また，自分の教育活動を他者に説明するとき，TP チャートを手元で見せながら話すと，他者との共有も容易になります。教育活動が TP チャートの項目により構造化されているため，説明しやすく，また，相手も理解しやすいのです。

TP チャートをつくると，教育者としてのあり方を考えられる

　すでに述べたとおり，TP チャートを作成することで，自らの教育理念を見出すことができます。教員としてどうありたいのか，学生にどのように成長してほしいと考えているのか，あるいは，学問のどのような部分を特に学んでほしいのか，など，教育に携わるうえでの自身の行動の原理が明らかになっていきます。

　この教育理念が明らかになることの意義としては，プロフェッショナルとしての意識を高めたり，困難にぶつかったときの支えとなったり，新しいことを始めるときの行動の指針としたり，成長のためのガイダンスとなる，などが挙げられます[3]。

　現在，急激な社会の変化に伴い大学のあり方が大きく問われています。科学技術

の進展，特にオンライン環境の充実によって，教室において一方向で知識を伝達するだけの従来の教育方法は急速に意味を失いつつあります。一方，学生主体の学びのあり方としてアクティブラーニングが推進されています。こうした動きのなか，ともするとやみくもに新しい方法に飛びつきがちですが，それでは次々と提供される情報に振り回されることになってしまいます。変化の目まぐるしい時代だからこそ，大学教員としてどうありたいのか，という自分の軸を意識しておくのは大切なことです。

TP チャートには多様な活用方法がある

リフレクションを経て，授業改善につなげる

TP チャートの活用方法としては，まず，授業改善につなげることが挙げられます。授業改善へのつなげ方は，TP チャートから出発する方法と，改善したい授業およびその他の問題から出発する方法の 2 通りがあります。

まず，TP チャートから出発する方法です。TP チャートの作成によって，教育活動全体についてリフレクションが行われ，教育理念が見出されています。そして，その教育理念の実現に向けた短期目標や長期目標が付せんに書き出されています。これら短期目標と長期目標の付せんに注目してみましょう。

実際のところ，TP チャートは教育活動全体を扱っているため，具体性という点では，付せんに書かれた目標はやや抽象的で，個々の授業からは少々隔たりがあるかも知れません。

たとえば，短期目標として方法のところに「パフォーマンス評価を取り入れる」と書き出してある場合，その具体化が必要です。それをどの授業のどのタイミングで行うか，など具体的に実現できるところまでつめていくことで，教育理念の実現に向かうような授業改善につなげることができるでしょう。

もう 1 つの方法として，改善したい授業およびその他の問題から出発する方法があります。まず，その問題をできるだけ具体的に書き出してみます。ある授業において，自分で「うまくいってない」と思うところ，あるいはよりよくしたいと考えているところなどです。

たとえば，ある授業で「学生の集中力が続かない」などの問題を抱えているとします。一般的には，学生の集中力が続かない原因を探るところから始め，解決案として，その授業の価値を意識的に伝えたり，授業にグループワークを取り入れたり，動画を見せたり，ニュースを題材にしたりするなどさまざまな方法が考えられます。このとき，具体的な解決案を決めるときの指針として TP チャートを活用するのです。

　具体的には，TPチャートに書き出された自分の理念や方針を見ながら，「この理念を実現したいから，この問題解決にはこの方法を用いる」という改善方法を考えていきます。そうすることで，問題に対し，場当たり的な対応ではなく，自分の「実現したい教育」に向けた対処を行うことが可能になり，順を追って布石を定めることができるでしょう。自分の理念に照らすことで，「なんとなくやってみた」「人に言われたから」ではない改善の手立てが見つかります。

　しかしながら，TPチャートにもとづいて自分ひとりで改善を進めるには限界があります。TPは自分の教育活動に関してリフレクションを行い「気づき」を得るツールであるため，その方法が自分でわかっているときはよいのですが，自分の知らない方法はTPチャートを作成しただけではたどり着くことはできません。したがって，自分の理念の実現のために「知りたいこと」があるけれどもどうすればよいかわからない場合には，他者とともに授業改善を行うことをお勧めします。あるいは，自分の「知りたいこと」が判明した時点でそうした知識やスキルを得られそうなファカルティ・ディベロップメント（FD）のプログラムに参加してみるとよいでしょう。

可視化された教育活動を，対話を通して他者と共有できる

　先述しましたが，TPチャートは1枚のワークシートで，その人の教育活動が可視化されていることから，一覧性に優れています。しかし，付せんが一面に貼られたワークシートでは，本人の説明なしにその人の教育活動を理解することは容易ではありません。付せんの関係性や階層性などの情報が乏しいためです。これらは，文章によって教育活動がまとめられているTPとは異なる，TPチャートの長所・短所一体の特徴といえます。

　この一覧性のよさと本人の説明がなければ理解しづらいという特徴は，1枚のワークシートという形式に由来する長所・短所といえます。しかし，これらの両面があるからこその活用が考えられます。それは，教員間の対話によるTPチャートの共有です。

　TPチャートは，後に説明するように，教員の教育活動を責任，改善・努力，成果・評価，方針，方法，理念，目標という項目で構造化しています。TPチャートによって教育活動に対して一定の構造を与えることができるため，他者との共有をスムーズに行うことができるのです。TPチャートが教育活動の理解のための共通言語のようなコミュニケーションの基盤として機能するのです。

　他者との対話を通じた教育活動の共有はさまざまな意義があります。まず，互いの教育活動から得られる学びです。TPチャートという共通基盤があることで，専門領域や教育経験の年数，あるいは学校種の違いに関係なく，互いの具体的方法やその人のもつ理念を整理された形で知ることができます。他者から自分の知らない

教育方法を知ったり，他者の理念に同じ思いを感じて勇気づけられたり，自分の教育活動や理念についてじっくりと聴いてもらい承認を得てほっとするなどの体験を得ることができるでしょう。

　また，別の角度から見れば，これらは教育に関するよりよいコミュニケーションの実現にほかならず，たとえば学内の教員相互の理解を深めることにつながるでしょう。これまで，あまり話したことのない教員が相互の理念を共有することで，互いに共感したり，納得したり，といった経験をすることで関係性が築かれていきます。教員相互の距離を縮め，チームとして相互理解を深めるツールとして，対話を伴う TP チャートは有力な方法といえるでしょう。

　したがって，学内での共有はもちろん，学外のまったく初対面の人との共有でも有意義な経験となりえます。

大学の理念やディプロマ・ポリシーと個人の理念をひもづける機会となる

　TP チャートの作成で見出されるのは教員個人の理念です。自分の教育活動を振り返り，教員個人としてどうありたいかが教育理念として可視化されます。

　現在，ほとんどの大学では大学の理念が掲げられています。私学であれば建学の精神に表れていますし，国立大学も「大学憲章」などにおいて教育理念がうたわれているところがあります。また，全大学に対して，2017 年度より，学位授与基準，いわゆるディプロマ・ポリシーの策定と公開が義務化されています。

　これら大学の理念やディプロマ・ポリシーは，多くの教員にとっては，それが自分の教育活動にどう対応するのかは，あまり明確ではありません。しかし，TP チャートによって個人の教育理念を明らかにすると，大学の理念やディプロマ・ポリシーに対する自分なりのひもづけが可能になります。

　大学の理念やディプロマ・ポリシーは一般的に抽象度の高い表現になっていますから，各教員の教育理念に従って，それらが自分ごとになるように自分の言葉で具体化し，関係性を捉え直してみましょう。こうすることで，チームとして教育を行っていくときの教員間の教育理念の多様性が力を発揮し，また，大学の理念やディプロマ・ポリシーが真の意味で教員間の協働によって教育を形づくることにつながるでしょう。

TPチャートを更新することで，継続的なリフレクションが促される

教育理念を意識し続けること，そして，目標の実現と新たな目標設定のサイクルが授業の改善につながる

　さて，TPチャートは作成したら終わりというものではありません。TPチャートを定期的に更新することが，教育活動の改善につながります。

　更新の意義は，第一に大学教員としての教育理念を意識し，教育活動についてのリフレクションを行う機会となることにあります。TPチャートを定期的に更新することで，「どのような学生を育てたいのか，自分はどうありたいのか，学問をどう捉えているのか」といった自分の教育理念を問い直し，この教育理念を軸に活動を振り返ることができます。また，教育理念は，自分の心のなかにあるものなので基本的には大きく変わらないと考えられますが，より「深い理念」に思い当たったり，より「しっくりくる表現」を見出せたりすることもあります。教育理念に向き合い続け，その実現に向けた目標が達成されたかどうかを確認するという習慣が，授業を改善するサイクルとなっていきます。

　更新の方法としては，部分的に注目した更新をするか，すべてを作成し直すかの2通りがあります。どちらを選ぶかは，前回作成したときから，どれくらい教育活動が変化しているのか，どれくらい時間が経っているのか，によります。教育活動が変わっていなかったり，1年以内であれば，部分的更新でよい場合が多いでしょう。一方，職場が異動したり，自分のTPチャートをみても，細部についてなぜこう書いたか思い出せない場合には，すべて作成し直すのがよいかもしれません。

　部分的な更新の場合には，まず，青の付せんに注目しましょう。TPチャートの作成では，黄と青の付せんを用います。青の付せんには「未来のこと」が書き込まれており，短期目標あるいは長期目標として示されています。青の付せんを1枚ずつ確認し，それらが実現されていれば，黄色の付せんに差し替えていきます。そして，新たな目標を青の付せんに書き込み，方針や理念の付せんなどとの一貫性や関係性を考えて貼ります。時間があれば，他の黄色の付せんとの整合性も確認しましょう。こうした，付せんを確認して差し替え，追加するサイクルが具体的に教育活動の改善の指針の設定として機能するのです。

　一方，全体を作成し直す場合には，以前に作成したものは見ずに最初からつくり直してみましょう。あらためて自分の教育活動すべてを振り返ってTPチャートを作成します。そして，作成し直した版と以前の版を比較してみて，どこが同じで，どこが異なるかを比べてみましょう。両者を比較した結果，追加したいことや修正があれば，新しい版に変更を加えましょう。全体を作成し直すのは，初めて作成す

るのと同じだけの時間がかかりますが，前回からの自分の成長や，教育理念の安定
や深まりを感じることができるでしょう。

更新のタイミングは「自分にとって意味があるか」で考える

　　TP チャートを更新するタイミングには明確なルールはありません。重要なこと
は「更新すること」自体ではなく，自分にとって意味があるタイミングであること
です。意味のある更新のタイミングは人それぞれですが，以下，主たる更新のタイ
ミングについて紹介します。これらは TP の更新のタイミングとして示すものと同
じです。

　　また，更新をする場合には，集中して更新を行ったほうが振り返りを深めること
ができることから，数日に分けて少しずつ改善をするより，更新のための時間を確
保して一気に更新することをお勧めします。

【1 年ごと】　大学教員としての授業担当の多くは半期あるいは通年であり，学事自
体が 1 年を単位にしているものが多いことから，1 年ごとというのは，TP チャー
トの更新の 1 つのサイクルとして考えられます。

【1〜3 年ごと】　短期目標は 1 年，長くとも 3 年程度で設定されていることが多い
ため，数年に 1 度，というのも更新のタイミングとして考えられます。1 年ごとが
やや頻繁に感じられる場合には，これくらいの更新頻度でもよいでしょう。

【教育活動の内容が変化するとき】　担当する授業や改組などの教育活動に関わる変
更がある場合も更新のタイミングといえます。TP チャートをそれらの変更が生ず
る前に確認すれば，自分の理念の再認識を行うことができます。また，場合によっ
ては新たに短期目標を設定し，新しい活動に対する見通しを立てることができるで
しょう。また，内容が変化した後に，ひととおりの教育活動を振り返るための TP
チャートの更新もお勧めします。

【昇進・昇格の前後】　人事審査においては大学教員としての教育活動も当然問われ
ます。これに備えて，自分がどのような理念のもと，これまで何をしてきて，今後
どうしていくのかなど，教育活動を見渡して更新しておくとよいでしょう。自分の
教育活動や方針を説明する面談の場が設けられることが多いことから，単に TP
チャートを見直すだけではなく，あらかじめ TP チャートの内容を口頭で説明をし
たり，文章化したりするとよいでしょう。

　　また，昇進・昇格の後に教育活動の範囲が明確になった段階であらためてつくり
直すということも指針を定めるうえで有用です。

【異動の前後】　現在所属している組織から別の組織へ異動するときには，自分の教
育活動全般の総括に TP チャートを見直すことをお勧めします。TP チャートを見
返すことで，教育について尋ねられるときに表明する内容を，整理することができ

ます。また，異動した後の教育活動は当然のことながら，今までとは大きく違ったものになりますから，着任後しばらく（1〜2年）したら，新しい活動を振り返るためにTPチャートの更新をするとよいでしょう。

ひとりより他者と一緒に更新するほうが，効果が大きい

　TPチャートの更新の方法について，もっとも単純な方法は，ひとりで自分のTPチャートを見直し変更箇所を修正する，というものです。この方法は，思い立ったら即実行することが可能です。しかし，実際のところひとりではモチベーションも上がりにくく，更新の作業自体が後回しになりがちです。また，自分ひとりの更新では新たな気づきを得るにも限界があります。

　したがって，可能であれば，他者とともに作成する協同的な環境において更新を行うことをお勧めします。

　一緒に更新する仲間を見つけたら，たとえば，次のような手順で更新を進めます。

1. （個人作業）TPチャート全体の確認
2. （個人作業）更新したい箇所についての作業
3. （ペアワーク）更新した箇所についての共有
   （話し手）
   　　TPチャート全体を使い，教育理念を軸に自分の教育活動を説明する。
   　　特に，前回から更新をした箇所については，詳しく説明する。
   （聴き手）
   　　話し手の説明を，敬意をもってよく聴く。相手のTPチャートがよりよくなることを目的として，建設的にかつ忌憚なく質問をしたり，考えを述べたりする。
   （話し手と聴き手を交代する）
4. （個人作業）フィードバックを受けたところの改善

　（個人作業）のところは各自で進められます。（ペアワーク）のところは，あらかじめ時間を決めて話し手・聴き手になり，話し手の時間は，聴き手はそのサポートに徹します。これを交代で行います。こうした共有はTPチャートの作成や見直しのときのメンタリングと同じですが，話し手は自分で説明することで，自ら理解し，また，不十分なところに気づくことができます。さらに，聴き手にしっかりと受け入れてもらうことで，心が安定するひとときを得，さらに新しい視点からのフィードバックをもらうことができます。一方，聴き手自身も，話し手のことをしっかりと聴くことで，そこから学び自分自身への気づきを得ることができます。

　また，最初から作成するのであれば，各地で開催されているTPチャート作成の

ワークショップに参加するのもよい方法です。

第2章

メンタリングについて知る

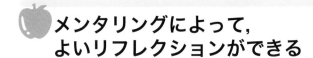 メンタリングによって，
よいリフレクションができる

対話することによって，自分のなかで考えが明確になる

　TP チャートは本来自分の教育活動に関するリフレクションによって作成するものであることから，独力でも作成が可能です。しかし，TP チャートの作成において，メンタリング——ここでは TP チャートに関して他者と対話を行うことを指します——の時間を設けることで，よりよい TP チャートの作成，つまりよりよいリフレクションを行うことができます。

　TP チャートの作成ワークショップでは，作成プロセス途上で 4 回程度，隣に座った人とペアを組んで作成途中の TP チャートを共有するというメンタリングの時間が設けられています。メンタリングに関し，TP を作成するワークショップと比較すると，かなり時間も短く，作成支援に徹するメンターという役割をおかず，作成者がメンターを兼ねて互いのメンタリングをするという点が異なります。しかし，TP チャートにおけるメンタリングも，TP におけるメンタリングの目的である「相手のリフレクションを促す」を目指していることに変わりはありません。

　TP チャート作成における毎回のメンタリングでは，互いが「話し手」と「聴き手」になり，相互に役割を交代して TP チャートを共有します。この「話し手」として自分の教育活動を説明しようとするとき，言葉を文章にして，声に出していく際に自ずと TP チャートに並んでいる付せんを関係づけていくことから，自分の考えがより明らかになっていきます。「相手に説明する」というペアワークなのですが，実は自分のための発話でもあるのです。

　そして，うまく説明できないところ——言い淀んでしまったり，自分で説明していてもしっくりとこないところ——は，TP チャートにある付せんを差し替えたり，追加したりする部分になります。

　「言語化によって気づく」ことは，「独り言」でもある程度は機能しますが，相手

に聴いてもらうことで，「言葉にならない部分」をがんばって紡ごうとするモチベーションが支えられるという効果もあります。

「異質な他者」との対話によって，自分だけでは気づけないことに気づける

対話をする相手としては，いつもお昼ご飯を食べるような親しい間柄の人ではなく，むしろ，研究領域が遠い人，異なる大学の人など「あなたのことをよく知らない異質な人」が望ましいとされます。

親しい人の場合，一見話しやすくまた，話を理解してくれやすいため，よいリフレクションができそうな気がしますが，実際には，逆に，相手のことをよく知っているだけに，既有の知識にとらわれて新しい視点を提供できなかったり，話し手の言語化できていないところを「阿吽」の呼吸で自分の頭のなかで補ってしまい「より明確にする」問いかけが難しくなってしまったり，ということが生じやすいのです。また，研究領域が同じだと，とても細かい議論に目が向いてしまうこともあります。

したがって，「話し手」の言葉を，先入観なく一心に聴いて素直に問いかけをしてくれる他者がメンタリングの相手には適しています。異質な他者は，本人が「当たり前」と思っていることの素晴らしさを指摘してくれたり，自分では気づかなかった，教育活動のなかに隠れている一貫した行動に気づかせてくれたりします。また，うまくつながっていないところを教えてくれます。

TPチャートは自分の教育活動を見つめ続けるために，客観的な視点をもちにくくなります。そんなときに他者は，その視点を与えてくれるのです。

話を聴いてもらうことの価値を知る

メンタリングでは，互いが相手の「聴き役」に徹します。聴き手は相手の話すことに対して，判断をしたり否定をしたりせず，すべてを受け入れるという姿勢で聴きます。

普段の授業や学生指導などについて，他者がじっくりとただただ話を聴いてくれるような機会は，教員の場合，通常の業務のなかではなかなかつくることはできません。そして，実際のところ授業や学生指導についてちょっとしたことを気軽に相談できる人が周りにおらず，孤独なまま忙殺されているという状態が少なくありません。

こうしたとき，教育について自分の考えやこれまで地道にやってきたことをしっかりと聴いてもらうひとときは，教育者としての自覚や自信を取り戻す機会にもなります。

実際にTPチャートの作成ワークショップ後には，「話を聴いてもらえて，また

がんばろうと思えた」「手探りでやっていたことについて，これでよいのだと
ちょっと自信をもてた」「共感をしてもらえて勇気づけられた」などの感想がよく
聞かれます。

メンタリングで話を聴くときには，気をつけることがある

安心・安全な場をつくる

　メンタリングの目的は，話し手のリフレクションが促されることにあります。話すこと，聴いてもらうことで，より自分の教育理念を深めたり，一貫性をもって捉えたり，新しい気づきを得たりします。そうしたことを実現するには，話し手が心おきなく話すことができる「安心・安全な場」をつくることが必要です。

　では，「安心・安全な場」をつくるにはどうすればよいでしょうか。

　まず，メンタリングの目的を忘れないことです。その目的は，前述したとおり「話し手のリフレクションを促す」ことにあります。話し手のためにこの時間がある，という意識をもつことがまず大切です。

　そして，常に話し手に敬意をもつことも重要です。話し手の属性にかかわらず，教育者という同じ立場にある者として，聴き手は話し手が話す教育活動や教育理念に，真摯に耳を傾けます。話し手に集中し，言葉の1つひとつを受け止めるという態度で敬意を表します。傾聴という言葉がありますが，聴き手はまさに話し手の話を傾聴します。相手の言葉に対して否定などの判断をせず，受容し，共感的に理解します。

相手の立場を理解しながら，別の角度から見る広い視野をもつ

　聴き手は，敬意をもって話し手の話を聴くなかで，その内容を別の角度から確認したり，より広い視点で捉えようとしたりしてみましょう。そうすることで，話し手本人が「からまった毛糸玉」のように感じている考えをほぐすきっかけを与えることができたり，より深い教育理念にぴったりとくる言葉を探し出したりすることができます。

　聴き手は，話し手の心を映す鏡のようでもありますが，同時に，より深く広い捉え方も可能な存在であることも必要です。相手の話を十分理解しながら，新しい見方ができないか鳥瞰図的な視点も意識しましょう。

指導や押しつけにならないようにする

　すでに述べたとおり，メンタリングは話し手のリフレクションを促すことが目的

です。つまり聴き手が議論をしたり，自分の意見に従わせたり，指導をしたりするような場ではありません。たとえば，年齢や職位が上であると，つい指導的な物言いになってしまったり，自分の経験を押しつけてしまったり，という状況が生まれやすくなります。

　メンタリングの場では，聴き手と話し手は互いに敬意をもつ同等の関係で，そして，その場において，聴き手は話し手のリフレクションを全力で支援する立場にあるということに留意しましょう。

相手の話を聴くことが，自分の成長にもつながる

　メンタリングの場は，一義的には話し手のリフレクションを促すことに目的がありますが，聴き手にとってもさまざまな面で恩恵があります。

　まず，話し手の教育活動をじっくりと聴くことで，新しい授業方法に関する知識や自分とは異なる教育理念を知ることができます。新しい知識を獲得することもできますし，また，自分の教育活動との対比によって，自分自身の教育活動の捉え方が深まったりもします。

　また，話し手の話をまとめてあげたり，新しい見方を提供しようとしたりするとき，それは，聴き手の立場をふまえつつも俯瞰的に捉えようとする認知的な活動，いわばメタ認知的な活動をしていることになります。これは，自分の教育活動についてリフレクションするときに，より俯瞰的な見方を可能にし，さらには，一般的な問題解決を図るときに役立ちます。

　さらには，この姿勢は学生指導の際にも役立ちます。「安心・安全な場」をつくりそこで学生の話をしっかり聴くという姿勢は，学生指導の出発点でもあります。

　以上のように，メンタリングの場は，話し手，聴き手の双方にとってとても価値が大きいものです。TP チャートの作成にあたっては，メンタリングの機会も設けつつ取り組まれることをお勧めします。

　なお，TP チャートを作成するワークショップでの相互のメンタリングは時間の限られた短いものですが，よりじっくりと行うメンタリングの様子については，第2部第4章（70頁）に具体的な事例として記載しています。

第2部

TP チャートを
作成する

第1章

TP チャートを実際に
作成する

TP チャート作成のための準備をする ▶️

時間を確保する

　TP チャート作成に必要な時間は，一緒に作成する人を見つけて2人で互いに共有しながら進める場合，だいたい2時間程度です。また，第2部第2章で紹介するTP チャートの見直しをする場合には，1時間程度が必要です。ひとりで作成する場合には共有する時間の分だけ作成時間は少なくなります。

　TP チャートは思い立ったらいつでも作成することができます。しかし，1年のうち，いつ作成するのが最適なのか，というと，教育活動に一定の区切りがついたときがよいといえます。つまり，学期や年度の区切りです。夏休みや年末，年度末といった時期が，まとまった時間も比較的とりやすいでしょう。作成のタイミングの詳細については，第1部第1章の更新の節（9頁）を参考にしてください。

　TP チャートは何回かに分けて少しずつ作成していくことも可能ですが，できればまとまった時間をとることをお勧めします。実際に行っている TP チャートの作成では，教育活動を書き出すところから始めて，順を追って教育理念までリフレクションを深めていくことから，この一連のプロセスを一気に進めていったほうが，結果的には効率がよいためです。さらに，作成中は，電話や来客がないような集中できる環境をつくることができれば，なおよいでしょう。

ワークシートと付せんを用意する

　TP チャートの作成には，紙で作成を行う場合と PC 上で作成を行う場合の2通りの方法があります。

　まず，紙で作成を行う場合，ワークシートの印刷と付せんの用意が必要です。

　ワークシートは，著者（栗田）の Web サイト＊からダウンロードして A3 サイ

＊ Kayoko Kurita Lab（https://kayokokurita.info/post-578-2.html）

表 1　TP チャート作成に必要な付せん

種類	サイズ	枚数	既製品の例（3M 社）
黄色大	40×50 mm 程度	50 枚	653RP–Y
青色大	40×50 mm 程度	25 枚	653RP–B
黄色小	15×50 mm 程度	25 枚	700RP–GK の黄 または 700RP–YN
青色小	15×50 mm 程度	25 枚	700RP–GK の青 または 700RP–BN
りんご	50×50 mm 程度	5 枚	SSS–APN または 653RP–P などでもよい

ズで印刷をしてください。作成するのは 1 枚です。

　付せんは，**表 1** にあるような色とサイズを用意します。TP チャートのワークシートがこの付せんのサイズを想定してデザインされていますので，サイズについてはできるだけこのサイズに近いものを用意することをお勧めします。また，色については，表に示した黄色と青色でなくてもかまいませんが，本書では黄色の付せんは現在およびこれまでのこと，青色の付せんはまだ行っていないことや未来のことを書き出すために用います。この 2 色の区別があると TP チャートの理解がしやすく，また，今後の更新が容易になります。別の色を用意した場合には適宜本書の説明を読み替えてください。また，1 色しか用意できなくてもかまいませんが，この場合には記入するときの文字色を変えるなどの方法で対応してください。

　また，小さい付せんは，大きい付せんでは枠に入りきらない場合や，大きい付せんに重ねて使う作業のために準備をします。用意ができない場合には，大きい付せんだけでも作成が可能です。

　りんごの付せんも，リフレクションのプロセスにおける考えることの質の違いから，この形にしていますが，なければ，四角の付せんでもかまいません。

　PC 上で TP チャートの作成を行う場合には，著者の Web サイト（18 頁脚注）からテンプレートをダウンロードして使用してください。このテンプレートは Microsoft 社の PowerPoint 形式と Apple 社の Keynote 形式があります。左端に「付せん」が「積んで」ありますので，ドラッグすることで，紙に付せんを貼るように TP チャートを作成していくことができます。

一緒に作成する人を見つける

　TP チャートは，自分の教育活動に関するリフレクションを行うためのものであり，基本的にはひとりで作成することが可能です。しかし，作成において他者と対話をすることには次に示すようにいくつかの意義があります。したがって，できる

だけ一緒に作成する人を見つけることをお勧めします。

・**他者に説明することで自分のリフレクションを明確にできる**：TP チャートの内容をあらためて人に話すには，付せん間の関係性を考えて文章にしなくてはなりません。このとき，曖昧な部分に気づくことができたり，あるいは，より明確に自分の考えてきたことを整理して意識し，確認したりできます。

・**他者から質問を受けることでさらにリフレクションが深まる**：自分の行った説明に対して，他者は理解が至らなかったところや素朴に疑問に思うことについて，質問を返してくれます。この質問を受けることで，自分では気づかなかったことに気づくきっかけが与えられます。

・**他者の取り組みから学ぶことができる**：TP チャートを共有することで自分の知らなかった方法や，考えたことのない教育理念にふれることができます。TP チャートの共有は，大学教員それぞれがもっている資産としての方法や理念を互いに学ぶ機会となります。

・**他者と教育について話し合うことで，安心を得てより深くつながることができる**：TP チャートを共有しながら他者と教育について話し合う時間は，教育をテーマにしたコミュニケーションの時間ということもできます。TP チャートが教育というテーマに関する共通基盤の役割を果たし，TP チャートを介してスムーズに対話を進めることができるでしょう。それぞれが自分で見出した教育理念の共有は，互いの教育活動に関する深い理解につながり，よりよい同僚性の構築に役立ちます。また，相手に自分をしっかり受けとめてもらうことで，ほっとしたり安心感を得たりすることができます。

🍎 TP チャートに取り組む

1. 作成の流れを知る ▶️

　作成の準備が整ったら，作成に入ってきます。**表 2** に TP チャート作成の流れと所要時間を示しています。

　ワークシートの上部にある基本情報や作成目的に記入した後は，【**責任**】【**改善・努力**】などの各項目について一定の所要時間を目安に定められた順番に取り組んでいきます。【**時間**】には取り組むためのおおよその目安を示しています。1 つの項目について深く考え込んでしまうと先に進まなくなるので，基本的には足りないと感じてもできたところまでとし，時間を区切って次に進めていくようにしましょう。少しくらい時間を長くとってもかまいませんが，ひとまず TP チャートをつくりあげることを第一の目標とし，後で改善すればよいという意識で取り組んでくだ

表 2　TP チャート作成の流れ

所要時間（分）	内容	形態
1	「基本情報」の記入	
2	【作成目的】の記入	
5	「教育の責任（教育活動）」の作成	個人作業
2	【改善・努力】の作成	
3	【成果・評価】の作成	
8	自己紹介とチャートの共有	ペアワーク（各 4 分）
7	【方法】の作成	
7	【方針】の作成	
7	【理念】の作成	個人作業
2	「理念に関する個人エピソード」の作成	
5	【理念】【方針・方法】の対応づけ	
8	対応づけの共有と対話	ペアワーク（各 4 分）
2	共有の気づきをもとに修正	個人作業
3	「エビデンス」の作成	
6	「エビデンス」の共有と探索	ペアワーク
4	【目標】の作成	個人作業
2	「作成の感想」の記入	
8	【目標】【感想】の共有	ペアワーク（各 4 分）

さい。

　また，TP チャートの作成は基本的に【責任】など具体的な活動を振り返ることから始めて，その背後にある理念に段階的に迫っていきます。したがって，気になったところから取り組むのではなく，定められた順序に従って取り組んでください。

　なお，「ペアワーク」と書かれているところは，他者とともに作成している場合の対話のための時間ですので，ひとりで作成する場合は省略してかまいません。

　繰り返しになりますが TP チャート作成において使用する付せんの色やサイズには意味をもたせてあるので，基本的に説明どおりの使い方をしてください。用意された付せんの色が異なる場合には適宜説明を読み替えてください。また，TP チャートは，他者とともに取り組む場合には作成途中に共有をしますし，ひとりで作成する場合にも今後更新のためあらためて見返すことがあります。したがって，ていねいな字で記入をするとよいでしょう。

　また，TP チャート作成に関して動画でも説明しています（本文中の ▶ マー

クの部分）。これらの動画では，小さなトピックごとに適宜，かいつまんで説明していますのでご活用ください。それぞれ数分の長さですのでお気軽に視聴いただけるとよいでしょう。

では，**表 2** の流れに従い，各項目に順に取り組んでいきましょう。ここから先の説明では【責任】のような表示は，TP チャート上の「責任」の項目を指すものとします。

2. 基本情報と作成目的を記入する ▶

まず，基本情報として，**図 3** の左上の【専門・名前】と【作成目的】への記入から始めます。

本文内の図において，ワークシートの記入すべき箇所を赤い点線で囲むことで示していきます（以下，同様）。

基本情報を記入する（所要時間 1 分）

専門としては，「老年看護学」「看護管理」のような自身の主たる専門分野を記入します。自身の研究対象を記入するのが一般的です。授業としては広い範囲を担当していることもあるでしょうし，1 つに絞りきれない場合には複数記入してもかまいません。

また，この【専門・名前】については直に記入してかまいません。

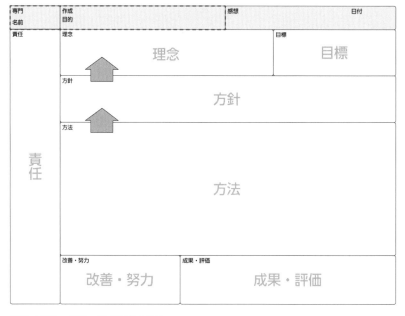

図 3　専門，名前，作成目的の記入

作成目的を記入する（所要時間2分）

　【作成目的】には，TPチャートの作成が漫然としたものにならないよう，明確な意識づけのために作成の目的を書き出しましょう。記入例としては，「授業を改善したい」「活動を整理したい」「育てたい学生像を明らかにしたい」などが挙げられます。この例以外にも思いついたもので結構です。複数挙げることももちろんかまいません。

　ここで目的を書くことで，TPチャートをなぜ作成するのかを自分で明確にすることができます。ここで書かれた目的を確認してから，中身の作成に入っていきましょう。

留意点1：一教員として作成するのか，管理職として作成するのか

　TPチャート作成の目的を定める際に1つ重要なことがあります。学部長や学科長などの管理職などについている教員の場合には，一教員として作成するのか，管理職として作成するのかをあらかじめ決め，その決めた「私」で作成を行うための目的を立ててください。両者が混在すると教育活動として見渡す範囲がかなり広くなり，リフレクションが複層的になり複雑化する傾向にあります。まずは，リフレクションの対象をしぼり，作成することをお勧めします。

　なお，時間をかけて文書の形で作成するTPでは，どちらも同時に扱うことが可能です。

留意点2：教育活動の範囲をより狭めてもよい

　TPチャートは直近1年の教育活動をリフレクションの対象とします。しかし，TPチャートの対象とする教育活動を特定の授業やプロジェクトにしぼっても作成することができます。実際，教育活動全体を振り返るTPに対して，1つの授業科目についてリフレクションを行うポートフォリオが存在し，コース・ポートフォリオと呼ばれます。

　しかし，自分の活動の軸となる教育理念を見出すには，さまざまな教育活動を探ることでこそ普遍的に存在する教育理念にたどり着きやすいことから，TPチャートの作成においては教育活動全体から教育理念を見出していきます。

3. 行っている教育活動について書き出す（所要時間5分）▶️

　TPチャートの左部にある【責任】に取り組みます（**図4**）。

　【責任】には，直近1年程度において行っている教育活動を黄色の大きい付せん1枚に1つずつ挙げます。付せんの枚数が6枚を超えると予想されるときには，【責任】の領域に納まらないので，黄色の小さい付せんを使います。所要時間の目安は5分間です。また，付せんが1種類しかない場合には，各付せんの下部に1行

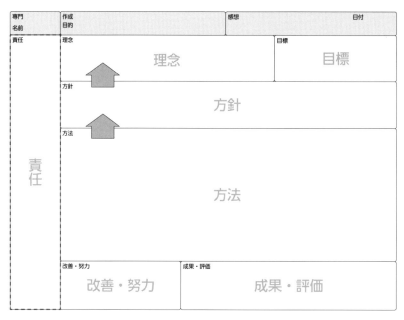

図 4　教育活動を書き出す

表 3　【責任】に書き出す事項の例

種類	事例
授業科目	「基礎看護学実習」「看護研究」「臨地実習」「精神看護学概論」
その他の教育活動	フレッシュマンセミナー，就職面接指導，生活指導，論文指導，国試対策指導，オープンキャンパス，新カリキュラム作成準備，サークル顧問，他大学でのセミナー講師，健康管理支援，出前授業，助手助教のメンター，学生の不定期な相談にのる

分ほどのスペースを空けてください。

　教育活動というと担当する授業がまず思い浮かびますが，それ以外の活動も自分が「これは教育活動の一環である」と考えることができれば，すべて対象とします。

　授業担当科目であれば「公衆衛生看護学」「基礎看護技術論」「臨地実習」などのように科目名を記入します。基本は授業科目の名称を書き出すのみで十分ですが，余裕があれば必修・選択の別や開講学年やだいたいの受講人数など付加的な情報を添えておくと，方法や目標を考えるときの補足情報として役に立つことがあります。

　また，授業科目以外の活動としては，「実習前面接」「オープンキャンパス」「公開講座」「進路相談」「サークル顧問」のように記入します。授業科目とそれ以外の活動の例を**表 3**に示しましたので参考にしてください。もちろんここに挙がっている例がすべてではありません。自分が教育活動と考えるものは基本的にすべて書き

出します。また，自分が重要だと思うものなら，1 年以上前のものでもかまいません。

　この作業の目的は，いわば自分の教育活動の棚卸を行い，理念を見出すための活動を認識することにあります。普段は教育だけでなく多様な活動に忙殺されてしまいがちですが，あらためて教育活動全体を付せんに書き出し，自分が現在行っている見えにくい活動も含めて可視化することで，「これだけのことを行っている」と自分を認めるところから，リフレクションがスタートします。

留意点 1：基本的に黄色の付せんを使う

　ここではこれまで行ってきた教育活動を見渡すため，基本的にはこれまで行ってきたこと，あるいは現在行っていることを書き出します。したがって黄色の付せんを使います。

留意点 2：書き出した付せんの枚数を気にする必要はない

　特に教員になって間もない場合には，書き出せる教育活動が少ないかもしれません。しかし，ここでは教育活動全体を把握することが目的であり，現状がそのような状態に「ある」という認識ができることが重要ですので，付せんの枚数を気にする必要はまったくありません。

留意点 3：書き出しきれなくても時間がきたら次に進む

　この【責任】を書き出す所要時間の目安は 5 分となっています。この時間内に書ききれない項目があったとしても，5 分間で書き出された項目の数で十分ですので次の項目に進みましょう。次に進んで取り組んでいて時間に余裕がある場合に，書きそびれた項目を後で追加してもかまいません。

4. 教育活動に関する改善点や努力していることを書き出す （所要時間 2 分）▶️

　TP チャートの下部の【改善・努力】に取り組みます（**図 5**）。

　【改善・努力】には，先に挙げた教育活動において，最近行った改善および改善を目的とした活動や，教育の改善のために自ら努力していることを挙げていきます。現在あるいは過去のことですので，黄色の付せんを使います。所要時間の目安は 2 分です。挙げられる事項が 2 つを超える場合には，大きい付せんではなく小さい付せんを使ってください。また，付せんが 1 種類しかない場合には，各付せんの下部に 1 行分ほどのスペースを空けてください。

　改善の記入例としては「Team Based Learning を導入した」「レポート課題を翌週に返却するようにした」などが挙げられます。自身が行っている教育活動につい

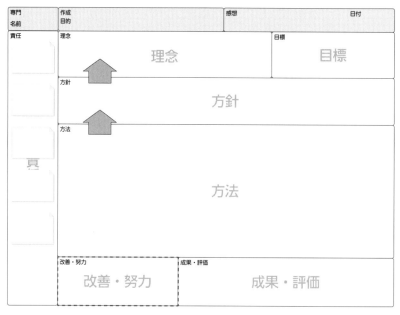

図5 改善・努力を書き出す

表4 【改善・努力】に書き出す事項

種類	事例
改善	反転授業を取り入れた Team Based Learning を取り入れた 授業案を作成した レポート課題をルーブリックで評価した 授業内容を動画にした
努力	看護教育学会に参加した 実習指導に関する勉強会に参加した アロマテラピーの資格を取得した TP チャートを作成した

て，学生がより学ぶために自身で改善したことを具体的に挙げていきます。以前の教育活動と比較して自分で変更したことがないか，ていねいに思い出して見ましょう。

　努力の記入例としては「看護教育に関する読書会を主宰」「教授法に関するオンライン講座を修了」などがあります。学内のFD研修会に参加したこともここに挙げることができます。また，機関の義務とは関係なく，人知れず努力していることもぜひ書き出してみましょう。

　表4には，**【改善・努力】**に書き出す事項の例を示しています。これ以外にもきっとたくさんあると思いますので，例に限らず書き出してみてください。

留意点 1：努力の事項として「TP チャート作成」を追加する

　いま，まさに TP チャートの作成に取り組んでいるので，「TP チャートの作成」も付せんに記入して加えておきましょう。

留意点 2：改善と努力を区別する必要はない

　教育活動の改善も努力も，教育をよりよいものにするために自ら行った行動です。責任において挙げた教育活動よりも，より主体的に行動をした事項として書き出すことで，自分自身の主体性を自覚することができます。改善あるいは努力という観点は，主体的な行動を思い出しやすくするために示しているので，これは改善なのか？　努力なのか？　という区別は厳密に行う必要はありません。

5．教育活動の成果や受けた評価を書き出す（所要時間 3 分）

　TP チャートの下部の【成果・評価】に取り組みます（図 6）。

　【成果・評価】には，自分の教育活動によって実を結んだ学生の成長を表す成果や，学生あるいは第三者から自身の教育活動に関して得られた評価を，黄色の大きい付せんに事項を 1 つずつ挙げます。付せんの枚数が 4 枚を超えると予想されるときには黄色の小さい付せんを使います。所要時間の目安は 3 分間です。また，付せんが 1 種類しかない場合には，各付せんの下部に 1 行分ほどのスペースを空けてください。

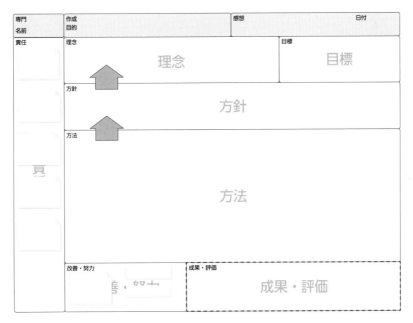

図 6　成果・評価を書き出す

表5 【成果・評価】に書き出す事項の例

種類	事例
成果	看護に興味をもつコメントが増えた 学生が活発に意見を言うようになった 授業中に寝る学生がいなくなった 入学者数が増えた オープンキャンパスの参加人数が増えた 学生が学会で発表した
評価	実習先から理論の基礎ができていると学生をほめられた 学生から実習の不安が減ったとコメントがあった 授業評価の総合部分が学科平均より高かった 優秀教員賞を受賞した 授業参観をした教員から「学生がのびのび授業を受けている」というフィードバックがあった

　【成果】の記入例としては，「授業前後で学生の小児看護に関する知識・スキルが大幅に向上した」「国家試験合格率が上昇した」「学生が研究発表を行った」などが挙げられます。ここで，学生の学びに関する成果は，自分自身の教育だけによるものではなく，他の教員も含めた学科や学部，大学全体としての教育が結実したものであり，加えて学生自身の成長や経験ももちろん寄与します。したがって，「自分の教育の成果」として書きにくいと感じられるかも知れません。しかし，自分自身の教育もその一端を担ったということで，こうした成果もぜひ含めてください。

　【評価】の記入例としては，「授業評価が高い」「優秀教員賞を受賞した」「同僚による授業参観において高い評価を得た」などが挙げられます。まずは，ポジティブな評価を書き出してみてください。しかしながら，必ずしもポジティブなものだけでなく，ネガティブなものも書き出してみてもかまいません。また，「学生から個人的にもらった御礼のメール」など，いわゆるフォーマルな評価でなくともかまいません。

　【成果・評価】に書き出す事項の例を**表5**に示しましたので参考にしてください。

▌留意点：書き出した付せんの枚数が少なくてもよい

　特に【評価】に関しては，書き出せる付せんの枚数が少なくてもかまいません。日本において，教育業績の質に関して評価するという文化や制度的な仕組みは未だ十分とはいえませんので，評価に関する事項は少なくなりがちです。【責任】の留意点で述べたとおり，現在がそのような状態に「ある」と認識することが重要ですので，付せんの枚数が少ないことを気にする必要はありません。

6.（ペアワーク1）責任，改善・努力，成果・評価を共有する（所要時間8分）▶

　TPチャートを一緒に作成している仲間がいる場合，このタイミングで1回目の共有を行います。この時間がいわば短いながらもメンタリングの時間となります。TP作成の途中，今回を含め全部で4回の共有の機会を設けていますが，ひとりで作成している場合は，この共有の部分は省略して進めます。

　ここでは，これまでに作成した【責任】【改善・努力】【成果・評価】の記述内容を共有します。ここで重要な点は，2人がそれぞれ話し手と聴き手という役割を明確に担う点にあります。所要時間は各4分間ですが，その時間の間話し手はずっと話し手で，聴き手はずっと聴き手になります。4分が経過したら，役割を交代しましょう。

　それぞれの役割について説明します。

　まず，話し手は，自身の名前や所属，専門領域などを含めた簡単な自己紹介とともに，これまでに取り組んだ項目である【責任】【改善・努力】【成果・評価】で自分が書き出した各事項を，TPチャートを示しながら聴き手に説明します。相手にわかりやすく伝えることを念頭におき，専門用語はなるべく使わないか，簡単な解説をしながら使います。他者に声に出して文章として説明をすることによって，自分が行ってきていることやその成果や評価などの全体を，自分でも明示的に確認し，把握する意味もあります。自分の活動をかみしめるように理解しながら話しましょう。

　聴き手は文字どおり「聴く」という役割です。話し手の話す内容に対して興味をもって集中し，よく聴きましょう。「傾聴」の姿勢でうなずいたり，相づちをうったり，相手に適度に視線を向けたりして，相手が安心して話せる，話しやすいと感じる環境をつくります。途中で口をはさまず，最後までしっかりと聴きます。また，話されたことは，すべて受け入れ，否定はしません。ただし，不明瞭なところや，不足しているかも，と感じたところについては，「相手のTPチャートがよりよいものになるための支援になるか」という視点のもとで，やさしく尋ねましょう。聴き手は，話し手のために存在し，指導や詰問をする役割ではありません。話し手の一番のサポーターというつもりで「安心・安全の場」を整えてください。

▌留意点1：対面するよりは並んで座る

　TPチャートを作成して共有をする場合には，対面するよりも並んで座りましょう。机の角をはさんで（互いが90°の角度になるように）もよいでしょう。机をはさんで向かい合うと，そうでない場合に比べて緊張感を高めることが多いとされています。同じ向きや90°くらいまでのほうが，TPチャートを同じような方向から

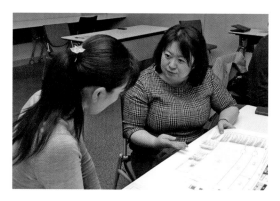

図7　2人でTPチャートを共有する様子

眺めることができるので見やすいという利点もあります。**図7**はTPチャート作成の研修の場における共有の様子です。

留意点2: 話し手の言っていることに対して浮かぶさまざまな考えも，聴き手は受け入れる

　話し手の言っていることに対して，聴き手の心のなかにはさまざまな考えが浮かんできます。反論やコメントが心のなかに起こること自体は受け入れましょう。それらは「今，自分には反論が浮かんできたんだな」と自覚して手放し，そして，また，話し手の言うことに集中するようにしましょう。話し手の言うことを否定せず受け入れることと同じように，自分のなかに浮かんでくるさまざまな意見や考えも否定せず，受け入れていきましょう。それらのうち，話し手の考えを深めるきっかけになりそうなものを問いの形で返すとよいでしょう。

留意点3: 共有の後に修正の時間をとってもよい

　TPチャート作成の流れでは説明していませんが，時間に余裕がある場合，共有した後に，自分で修正したり加えたりしたいことが出てきた場合には，2人で合意のもと，2～3分間の修正のための時間をとってもよいでしょう。あまり長くとると全体の時間がかかってしまうので，修正に入る前に時間を決めておきましょう（この時間は必須ではありませんので，**表3**の所要時間には含んでいません）。

7．教育活動で使っている方法を書き出す（所要時間7分）

　TPチャートの中央の【**方法**】に取り組みます（**図8**）。
　【**方法**】には，これまでに挙げた付せんを見渡し，実際に教育活動において行っている方法を見出し，黄色の大きい付せんに挙げていきます。所要時間の目安は7分間です。

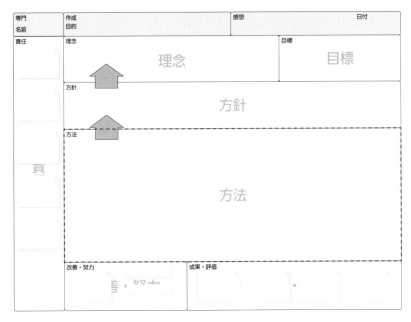

図 8　方法を書き出す

　たとえば，下記の観点から方法を黄色の大きい付せんに 1 つずつ思いついた順に書き出していきましょう。

　「いつも行っていること，習慣化していること」
　「重要だと思って意識して行っていること」
　「他の教員と異なる，自分の教育の特徴だと思うこと」

　【方法】に用意したスペースは十分あり，付せんは後で並び替えられますから，思いついた順にどこに貼っていってもかまいません。また，「心がけている」「努力している」などの心のなかにある思いや考えではなく，できるだけ「授業の始まりに小テストをしている」「授業の開始・終了時間を厳守している」など具体的な行動を書き出してください。

　特に，いつも行っていることは当たり前すぎて気がつきにくいものです。授業の準備をするときや実際に授業を行う様子を思い浮かべてそれらを言葉にして言ってみましょう。書き出す事項の例を**表 6** に示します。

▌留意点 1：【方法】はすべての授業に共通していなくてもよい

　【方法】は複数の教育活動を見渡すことで，共通している部分から自分の「方法」を見出していきますが，すべての活動に渡っている方法でなくともかまいません。受講人数や内容は授業によって大きく異なるため，特定の授業において行っている方法も挙げてみましょう。

表6 【方法】に書き出す事項の例

> 授業の始まりに小テストをしている
> 授業の開始・終了時間を厳守する
> 教科書を使わない
> 1人1回は発言の機会をつくる
> グループ活動を多く取り入れる
> 自分の経験をよく話す
> 学生にふるまえるようお菓子を常備する
> 授業に関係のない相談にものる
> 学生からきたメールはできるだけ早く返す
> 最新の研究の知見を紹介する
> 学生に必ず学会発表をさせる
> どこで見かけても声をかける
> 小さいことでもほめる
> 実習では態度も含めて厳しく指導する

▌留意点2: 教育経験が浅い場合には，青色の大きい付せんも使う

　授業を担当し教育年数がある程度ある場合には，基本的に【方法】では，過去および今やっていることから方法を書き出してもらうため黄色の大きい付せんを使います。しかし，授業を担当していない職位の方や大学院生などがTPチャートを作成する場合には，「授業を担当したら行いたいと考えていること」，つまり実行したい方法を青色の大きい付せんに書き出してみましょう。

▌留意点3: 時間が足りなくても，目安の所要時間が過ぎたら先に進む

　付せんに書き出す時間が足りなくても，目安の時間がきたら先に進みましょう。【方法】に設けられた7分間で書き出せる付せんの数で十分です。また，先の作業において時間が余れば，思いついた【方法】の事項を書き足してかまいません。

8. 方法の背後にある方針を書き出す（所要時間7分）

　TPチャートの中央の【方針】に取り組みます（図9）。

　【方針】には，【方法】に挙げた付せん1つひとつについて「なぜそれを行っているのか」という理由を考えてそれらを黄色の大きい付せんに書き出していきます。その際，下記の問いをヒントにしていきましょう。所要時間の目安は7分間です。

　「なぜ学生にとってこの方法が大切なのか？」

　「学生にはどのように成長してほしいのか？」

　「自分は教員としてどうありたいのか？」

　「学問の何をどのように学んでほしいのか？」

　たとえば，【方法】にある「授業の始めに小テストをしている」を考えてみま

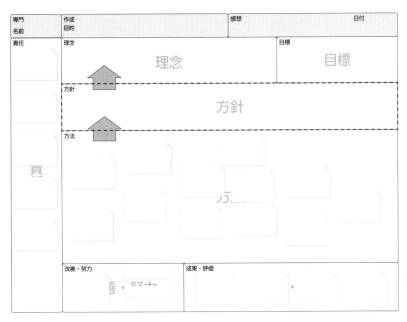

図9　方針を書き出す

表7　【方針】に書き出す事項の例

方法	方針
授業始めに小テストをしている	基礎知識を確実に身につけてほしい
授業の開始・終了時間を厳守する	教員が自らルールを守ることを示す
最新の研究の知見を紹介する 自分の経験をよく話す	今学んでいることに興味をもってもらう

しょう。「これをなぜ自分は行っているのか？」と自問を始めてみて，さらに上記のうち適していそうなヒントでより具体的に考えてみます。「これを行うことで学生にどう成長してもらいたいのか？」「学問のなにをどのように身につけてもらいたいのか？」　そして，自分なりに，背後にある理由として「基礎知識を確実に身につけさせたい」というのが思い当たるならば，それを付せんに記入し【方針】のところに貼ります。方針の例を方法に対応させた形で**表7**に示します。ただし，各方法の背後にある方針は，例に示したものだけとは限りません。同じ方法でも異なる方針にもとづく場合があります。

　また，複数の【方法】が同じ方針にもとづいている場合，適宜，それらの付せんの場所を貼り替えながらグルーピングしていきます。逆に1つの方法に複数の方針が背後にあることもあります。こうした付せんの関係性は頭のなかで把握しておくか，鉛筆などの線でベン図のように囲っておくとよいでしょう（**図10**）。

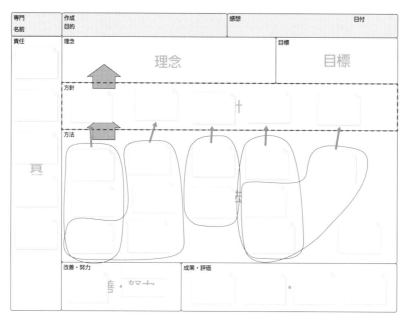

図10　方法と方針の整理

留意点1: 方針が思い当たらない付せんもあるかもしれない

　方法として書き出された付せんのなかには，「人に言われて初めて習慣化していること」など，なんとなくやっているために，背後に自分なりの理由を思いつかない付せんもあるでしょう。そうした付せんは，**【方法】**の下の隅のほうに置いておきましょう。これは悪いことではなく，こうした気づきがあることで「それをやめる」という選択ができるという点では，むしろ改善につながるといえます。

留意点2: 方針を書き出すことで思い出す方法がある

　方針を書き出してみると，逆に方法を思い出すことがあります。そうした方法は随時書き出していきましょう。

9.　方針の背後にある理念を書き出す（所要時間7分）▶

　TPチャートの上部の**【理念】**に取り組みます（**図11**）。

　【理念】も，**【方針】**を書き出したのと同じやり方で行います。先ほど**【方針】**に挙げられた付せんを見て，次のような問いについて考え，その答えを黄色の大きい付せんに書き出していきます。所要時間の目安は7分間です。

　「なぜ学生にとってこの方針が大切なのか？」

　「学生にはどのように成長してほしいのか？」

　「自分は教員としてどうありたいのか？」

　「学問の何をどのように学んでほしいのか？」

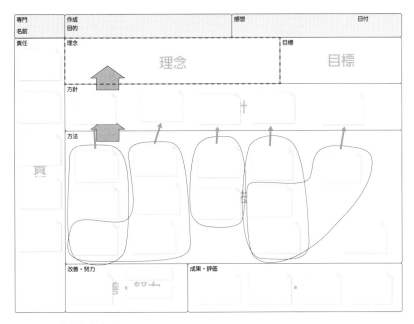

図11　理念を書き出す

　書き出していくプロセスにおいて，【方針】の付せんで似ている理念に至るものがあれば，グルーピングします。【方針】にある付せんの場所を貼りかえると，【方法】の付せんもあわせて大移動することになってしまうので，「この付せんとこの付せんが同じ」というように自分で目印をつけておくとよいでしょう。【理念】は，例を示すとそれに影響を受けてしまうため，ここではあえて例示をしません。自身で「しっくりくる」表現を考えてみましょう。

　また，上記のプロセスは【方法】から始めて【理念】に至る方法でしたが，もう1つ，別の視点から理念について考えてみましょう。教員としての理念に影響を与えている個人的なエピソードについて思い出してみてください。なぜ，教員を目指そうと思ったのか，あるいはロールモデルや反面教師になっている先生や人物がいるかどうか，影響を受けたできごと，などについて考えてみましょう。それをりんごの形の付せんに記入し，該当する黄色の大きい付せんの近くに貼っておきます。この個人エピソードを書き出すための所要時間は2分間です。

　一方，エピソードを思い出したところ，今の【理念】にある事項には該当しない理念を思いついた場合には，それを黄色の大きい付せんに新たに書き出します。

　個人エピソードは，稀に思いつかない場合もある一方，複数思い出せる人もいます。数に特に制約はありません。

▌留意点1：理念はもっと深くなる可能性がある

　【方法】の背後にある理由を【方針】，【方針】の背後にある理由を【理念】と呼

んでいるに過ぎないため，もっと背後を探ればより深い段階に至ることができますが，TPチャートでは作成時間との兼ね合いから便宜的にこの2段階にしています。

したがって，すでに書き出された【方針】の事項間の関係を考えると大方針・小方針，あるいは【理念】の大理念・小理念のような階層性が見られることもあります。この場合は，そうした整理をすることで見やすくなるでしょう。

▍留意点2: 日頃の活動のリフレクションから理念に迫る

TPチャートの作成では，日頃の活動を振り返り，その背後にある考えに気づいていくことで，理念に迫っていきます。自分の理念から書き出してもらおうとすると「社会的に望ましいこと」など，自分の本心とは遠いものに影響されてしまうことが多いためです。普段から自分の理念を意識化している人にとっては，理念から書き出していくほうがスムーズですが，そういった人はごく少数であることから，多くの人にあてはまる方法をとっています。理念が明確である人も，行動から振り返ってみてその理念に行き着くかどうかを確認しながら進めてみましょう。

10．理念→方針→方法の順に対応を確認する（所要時間5分）▶

ここまで，【責任】に始まり【理念】に至るまで，具体的活動から抽象概念へというかたちで教育活動の振り返りを行ってきました。ここで，今度は特に，理念から，方針，方法という対応について確認してみましょう。

【理念】にある各要素が【方針】の適切な事項にひもづき，さらに【方法】の適切な事項にひもづいているかどうか，確認をしてみましょう。抽象から具体へという方向で確認をしてみると，対応のほころびが見え，それがTPチャート改善の緒となります。よりよい対応やよりよい表現があれば，配置を変えたり，差し替えたりという作業をここで行います。この対応づけの確認の所要時間の目安は5分間です。

11．（ペアワーク2）理念，方針，方法を共有する（所要時間8分）▶

ここで，2回目の共有を行います。ひとりで作成をしている場合は，この共有の部分は省略して進めます。

この2回目の共有では，【理念】【方針】【方法】の記述内容を共有します。まず，理念を説明しそれを具体化するための方針・方法という形で共有を行います。理念にある事項をすべて説明してから方針へ，というのではなく，理念1つに対応する方針・方法を話して，2つ目の理念の説明をする，というかたちで話します。具体的には，話し手は，「『○○』という理念があり，それを『○○』という方針のもと『○○』という方法によって実現しています」という流れで相手に説明します。

　聴き手は共有の1回目と同様，傾聴の姿勢でしっかりと聴きます。まずは全面的に相手の説明を，興味や関心をもって聴き，受け入れましょう。そして，相手の振り返りがより深まることを目的に，必要に応じて，理念をより明確にするためや，理念と方針，方法の関係性についての質問をしましょう。

　話し手の所要時間の目安は4分間です。4分経ったら話し手と聴き手を交代します。

　理念，方針，方法の共有をすると多くの場合修正したい箇所が出てくることから，修正の時間を2分程度設けています。共有が終わったら，新しく考えたことや整理し直したことをTPチャートに反映しましょう。

▍留意点：理念，方針，方法の対応の違和感を捉える

　話し手は理念，方針，方法の対応を意識しながら，聴き手に説明をしていきますが，両者とも，その説明をしたり聴いたりしているときの違和感を敏感に捉えましょう。言いよどむなどうまく説明がいかないところや，付せんには書いてないけど繰り返される言葉などは，TPチャートの改善のポイントが隠れているところです。

12．記述を裏づける根拠について書き出す（所要時間3分）

　図12において点線で囲んだ【責任】【改善・努力】【成果・評価】【方法】の各事項には，それらの記述を裏づける根拠，つまりエビデンスをつけることができま

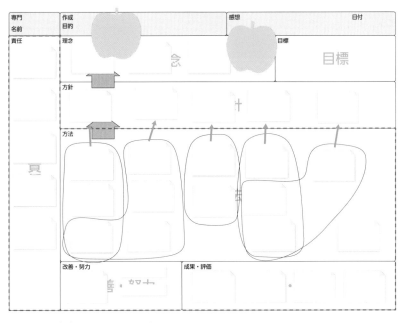

図12　エビデンスをつける領域

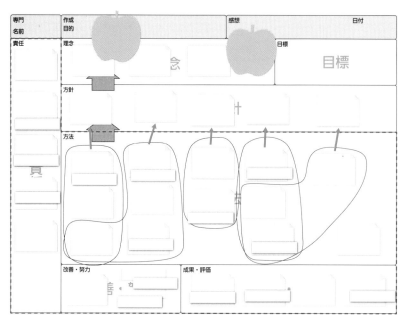

図13　根拠を書き出して貼る

表8　エビデンスの例

種類	エビデンス
責任	時間割，任命書，シラバス
改善・努力	勉強会のチラシ，研修の参加証・成果物，認定証
成果・評価	優秀なレポート例，授業評価の結果，同僚からのフィードバックコメント，学生の進路データ，学会発表目録
方法	配布資料の現物，テスト問題，グループワークの課題資料，授業案，Web サイトのスナップショット，授業の様子の写真，日誌

す。この場合のエビデンスとは法律や医学分野において定義されているような厳密なものではなく，記述を裏づけるためのものです。ここでは，各項目の各事項について，エビデンスに該当するものを考えて，黄色の小さい付せんに記入して，下部分に重ねて貼っていきましょう。

　TP チャートにエビデンスを記入した付せんを貼った状態の TP チャートを**図13**に示しています。エビデンスの事例は**表8**に項目別に示しています。これらは一例ですので，各要素に適したエビデンスをそれぞれ考えてみてください。エビデンスについて考えるための所要時間の目安は 3 分間です。

　TP チャートは，教育改善を主たる作成目的におくため，実際にはエビデンスはそこまで重要ではありません。しかしながら，記述について根拠を示して裏づけるという習慣は，教育改善においても，思い込みや過度な主観に頼ることを防ぎま

す。よって，TP チャートにおいてもエビデンスを考えて可視化しておきましょう。

留意点：エビデンスをとること自体は目的ではない

　図 13 の点線で囲まれた領域にある付せんには基本的にすべてエビデンスをつけることが可能であると説明しました。しかし，エビデンスをとりにくい・とれない方法は使わなくなる，あるいは，エビデンスをとるために学生や自身に多大な負担がかかるようでは，本末転倒です。TP チャートを作成し授業改善を行う本来の目的は，学生がよく学べる教育を提供することにある点を忘れないようにしましょう。

13.（ペアワーク 3）根拠について意見交換する（所要時間 6 分）▶

　ここで，3 回目の共有を行います。ひとりで作成をしている場合は，この共有の部分は省略して進めます。

　3 回目の共有では，エビデンスについての意見交換を行います。ここでは，自分では見つけられなさそうなエビデンスについて互いに共有し，それらのエビデンスの取り方を一緒に考えます。そのため，今回は話し手，聴き手というように役割を分けず 1 つずつ，自分では見つけられなかったことを相手に言い，一緒に考え，次に相手がまた 1 つ出す，というように進めていきます。

　このとき，相手と考えた結果として，自分がすでにもっているエビデンスであれば，黄色の小さい付せんに記入し，これから収集するエビデンスということであれば青色の小さい付せんに記入して該当する付せんに重ねて貼っていきます。

　エビデンスについての意見交換の所要時間の目安は 6 分間です。

14.　短期目標・長期目標を書き出す（所要時間 4 分）▶

　TP チャートの【目標】に取り組みます（**図 14**）。

　まず，短期目標に取り組みます。【方法】【改善・努力】【成果・評価】【責任】に関する具体的な目標を青色の大きな付せんに挙げましょう。短期とは 1〜2 年を指し，この期間に達成できる目標を立てます。後に見直すときにできたか，できないかがはっきり判断がつくように，具体的に記述することが重要です。短期目標にかける所要時間の目安は 2 分です。

　次に【目標】に 5〜10 年程度を想定した，より長期的な教育に関する目標を挙げます。その長期目標に対して，細かな目標が設定できる場合には，それも併せて書き出してもよいでしょう。長期目標は，少し抽象的でもかまいません。教育理念が理想の状態であるとすると，その理想に向かう途上にある，短期目標よりは少し遠い目標，というイメージです。長期目標にかける所要時間の目安は 2 分です。

　各目標の例を**表 9** に挙げました。これらはほんの一例ですから，これらに限らないご自身の目標を立ててみてください。

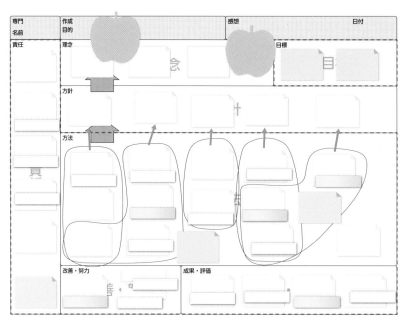

図14　目標を書き出す

表9　目標の例

短期・長期	種類	事例
短期目標	責任	・〇〇ゼミを開講する
	改善・努力	・看護教育の研究集会に参加する
	成果・評価	・学生に学会で発表させる ・授業内容への興味・関心を高める
	方法	・レポート課題の評価にルーブリックを取り入れる ・授業案をつくり授業後に改善する ・ジグソー法を取り入れる
長期目標		看護教育のコミュニティをつくる （そのための短期目標） ・国内外の理想の実践例を探す ・学内外で仲間を見つける

15．感想を書き出す（所要時間2分）

TPチャートの右最上部にある【感想】に取り組みます。

TPチャートの作成全体を振り返って，どのように感じたかなどを直書きでよいので記述します。左側には，TPチャート作成の最初に書いた作成目的が書いてあるので，その作成目的が達成されたかどうかについても，確認しましょう。感想を記入するための所要時間は2分です。また，作成日も記入しておきましょう。

16.（ペアワーク4）目標と感想を共有する（所要時間8分）

　最後となる4回目の共有を行います。短期目標・長期目標と感想の共有です。今回は1回目2回目と同様に，話し手と聴き手という役割を分けて話します。

　まず，話し手は，目標を決意表明のつもりで相手に聴いてもらうとよいでしょう。短期目標や長期目標をわかりやすく相手に伝えましょう。また，感想についても，TPチャートをつくってどう感じたかなどを相手に話してみましょう。

　一方，聴き手はまずはしっかり話し手の目標を受け入れましょう。否定をしてはいけません。そして，気になるところについては相手を尊重しつつ質問をします。相手の目標がより明確になるなど，相手にとって意義があるかどうか，という観点から質問をします。

　話し手の所要時間の目安は4分です。時間がきたら役割を交代します。

　以上が，TPチャート作成の全プロセスです。

Column

デジタル版のTPチャートの作成

　TPチャートは，A3版のワークシートとして開発されましたが，オンライン型の研修に対応できるようにデジタル版，つまり，Microsoft社のPowerPointなどを利用して，PC上で作成することができます。

　折しも，新型コロナウイルス感染症の感染拡大を防止するため，2020年度は多くの教育機関において授業のオンライン化が進みました。このオンライン化の波は，教員対象の集合型の研修にも及んでいます。TPチャート作成もまた，大勢が集まりペアワークで相互に話すことも多いことから，研修のオンライン化が進むと予想されます。この場合は当然，PC上でデジタル版TPチャートを作成する形式となります。

　一方，ひとりで作成する場合でも，紙でのTPチャートの作成には，紙のワークシートや付せんの準備が必要であったり，そのワークシートの管理が難しかったりもします。その点，デジタル版のTPチャートは準備や管理が容易です。

　今後，作成研修あるいはひとりの場合でも，デジタル版でTPチャートを作成する場面はますます増えてくることでしょう。そこで，デジタル版のTPチャート作成について，メリット・デメリットをここにまとめます。

▷メリット

　まず，思い立ったらすぐにTPチャートの始められることは大きなメリット

といえます。A3 のワークシートや何種類もの付せんを用意する必要がないためです。TP チャートのワークシートをダウンロードすることで，作成を始めることが可能です。

　また，誰かと一緒に作成したいとき，その作成途中のシートを遠隔で共有することが簡単です。つまり，一緒につくりたい人と物理的な距離が離れていてもよいわけです。TP チャートはひとりでも作成可能ですが，ペアで作成したほうが振り返りが深まります。その点，デジタル版での作成はそうした相手を見つけやすくなります。

　さらに，デジタル版 TP チャートは保存がしやすいということがあります。紙の TP チャートは，付せんが外れてなくなってしまわないよう保管に工夫が必要ですが，デジタル版の TP チャートは 1 つのファイルとして PC に保存できます。また，関連して，更新版も簡単に残しておくことができることからバージョン管理が楽になります。

　最後に，作成後の共有がしやすいという利点があります。紙で作成した TP チャートよりもデジタル版のほうが電子ファイルとして，共有や公開が容易となります。

▷デメリット

　デメリットとしては，「手書きではない」という点です。つまり，「手書きのほうが集中できる」「タイプ入力作業そのものにわずらわされる」と感じる方々にとっては，PC に向かって TP チャートを作成すると，深いリフレクションが妨げられてしまう可能性があります。

　こうしてまとめてみると，メリットがとても多いことがわかります。しかしながら，デメリットは，人によっては，リフレクションの質に影響する可能性があります。

　メリットの多いデジタル版は多くの方にお勧めできる作成方法で，ありますが，デメリットについて思い当たる人の場合には，手書き作成にこだわったほうがよいかもしれません。それでも，紙の TP チャートができあがってから，それをデジタル版に転記することで，メリットの多くを享受することができます。

第2章

TP チャートを見直す

TP チャートを見直すことの意義を知る 📺

TP チャートを一度つくりきることの意義を知る

　前章では，TP チャートについて知り，実際に作成する手順を追いました。TP チャートは，自分の教育活動についてリフレクションし，自分の理念に自分で気づき，その理念を軸にして教育活動を捉え直すためのものです。TP チャートの作成により，「すっきりした」「やっていることの自信につながった」あるいは「今後の見通しが立った」と感じる方が多いようです。

　TP チャートは，まず「つくってみること」が重要です。前章で紹介した作成方法では，各項目において比較的短い作成時間を設定しています。その理由としては，リフレクションにはいくらでも時間がかけられ，制限がないと作成が進まなくなってしまうことがあるためです。1 か所に時間をかけすぎないよう短い時間で区切って TP チャートを一度つくりきることで，自分が行ってきた教育活動の全体像が把握できるようになります。

あらためて見直しをすることでリフレクションを深める

　短い時間で TP チャートをつくりきると，教育活動に関する一定のリフレクションを行っているものの，深いリフレクションを行う余地が十分に残っています。理念として書き出したつもりがそうではなかったり，方針と方法がうまく対応づいていなかったりすることがあります。

　そこで，本章では，いったん作成された TP チャートを見直し，さらにリフレクションを深めていきます。特にここでは，【理念】と【方針】に着目してリフレクションを行っていきます。【責任】や【目標】など TP チャートにおける他の項目についても見直したほうが教育活動をより的確に捉えることにつながりますが，【理念】を見出すことが最も重要であることから，【理念】および【理念】につながる【方針】に注目して見直しをします。

TPチャートを見直す方法を知る ▶️

見直しを促す 5 つの問いがあることを知る

　本章では TP チャートを見直すために，特に TP チャートにおける【理念】と【方針】に着目した 5 つの問いを紹介します。5 つの問いは，理念自体を確認する 3 つの問いと理念と方針の対応づけを確認する 2 つの問いから構成されています。これらを用いて，基本的には自分の TP チャートについて自問自答形式で見直していきます。

　以下に問いを載せますが，実際の使い方については，次節（46頁）に活用例があるため，そちらをご覧ください。

【理念を確認する問い】

　書かれた理念が本当に理念であるかを確認するための問いが 3 つあります。以下，それについて説明します。以下の問いを使いながら，理念の要素を 1 つひとつ確認していきましょう。

1．その理念が大切な理由を教えてください

　書き出した理念の背後にある理由を考え，理由が思いつく場合は，その理由が理念である可能性が高いです。また，理由が思いつかない場合は，その書かれた理念が理念である可能性が高いです。

2．具体的に○○とはどんなことですか？（○○には「楽しい」「幸せ」「よい」などの理念に書かれた抽象的なキーワードが入る）

　理念を書いていると抽象的になりやすいですが，この質問を用いることであなたらしい理念が見出されます。

3．○○と△△はどのような関係ですか？（○○と△△には異なる理念の要素がそれぞれ入る）

　理念が複数出てくる場合が多いですが，意外とそれらの関係性は深く考えられていません。この問いを用いることで理念の関係性について考え，より深い理念が見出されます。理念が 1 つしかない場合は，この問いを用いなくて問題ありません。

【理念と方針の対応づけを確認する問い】

　書かれた理念と方針の対応づけを確認する問いは 2 つあります。対応づけを確認することにより，それらの関係性がより明確になってリフレクションが深まります。

1．理念を実現するのに，その方針で十分ですか？

　書かれた理念に対して，書かれた方針が十分に出てきているかを確認するための問いです。この問いを用いることによって，不足していた方針に気づけたり，実は異なる理念につながっている方針を見つけ出せたりします。

2.　その方針に対して理念はちゃんと対応していますか？

　書かれた方針に対して，理念が対応しているかを確認するための問いです。この問いを用いることによって，気づいていなかった理念を見出せます。

見直しながら行う修正作業を知る

　TP チャートを見直すための問いに答えていくうちに，違和感を覚える付せんが出てきます。それらに対しては，次のように対処してみましょう。

〈貼ってある場所を変える〉

　最初に考えた配置が，新しく考えた関係性のもとでは，もはや「正しくない」ことがあります。より適切だと感じる場所に付せんを貼り直しましょう。

〈追加する〉

　これまでにはなかった理念あるいは方針に気づくことがあります。問いに答えるうちに思いついた要素は新たに付せんに記入して追加しましょう。

〈表現を変えてみる〉

　もともとの付せんの言葉では，うまく説明ができない場合，自分の思いに対してしっくりこない場合には，よりよい表現がないかを考え，差し替えましょう。

〈ひとまず置いておく〉

　違和感の解消には時間がかかる場合もあります。そこで立ち止まってしまうと先に進まなくなるので，後で見直すということにして，印などをつけたり，隅に置いたりするなどして，ひとまずそのまま置いておきましょう。

他者との対話を通して見直す方法を知る

　この見直しにおいても，TP チャートの作成のときと同様に，他者とともに行うこともできます。他者に説明したり，他者からの視点から質問を受けたりすることがリフレクションにつながり，TP チャートの見直しをより深く行うことができます。他者とともに見直しを行う際の留意点は後述します。

　見直しのスケジュールとして，研修などで用いられる，共有する他者がいる場合の進行例を**表 10** に示しました。個人作業とは，問いを用いて自分で見直しをする時間です。そして，ペアワークとは，前章でも述べましたが，ペアをつくり 1 人の TP チャートについて，相手が問いかけることで見直しを行う時間です。1 人目，2 人目というように時間を区切り役割を交代します。そして，双方の見直しを終えた後で，全体共有のところで疑問やコメントなどを出し合います。

　また，全体として【理念】のチェック，【理念】と【方針】のチェックの 2 つに分けて進めていますが，5 つまとめて見直してもかまいません。ただ，特定の問いや付せんに時間をかけやすいため，どのような方法で行うにせよ，見直しにかける時間をあらかじめ決めておくとよいでしょう。

表10　見直しのスケジュール例

所要時間	内容		形態
5分	目的と流れの説明		全体説明
5分	【理念】のチェック	チェック方法の説明	全体説明
5分		自分でチェック	個人作業
10分		1人目のチェック	ペアワーク
10分		2人目のチェック	
5分		疑問・コメントの共有	全体共有
35分	【理念】と【方針】のチェック	上記と同様	上記と同様

他者と見直す際の留意点を知る

　他者とともに見直すことができる場合，前章のペアワークの際の留意点と同様，互いによい見直しができるよう，「安心・安全な場」をつくり出すように心がけます。今回は特に問いを用いて見直しを行うため，相手がいる場合には相互に問いかけ合うことになります。

　このとき「3K」を意識するとよいでしょう。3Kとは，「**敬意をもって，忌憚なく，建設的に**」という言葉のアルファベットの頭文字をとったものです。お互いの有意義な対話の時間とするために，まず，相手に敬意をもつことが重要です。そして，褒め殺しにならないように忌憚なく必要なことは伝えつつも，相手のTPチャートがよりよいものになるよう建設的に対話を進めることが重要です。

　また，つい自分の意見を押しつけ，指導になってしまいがちです。見直しの場は当人の気づきを促すためであり，意見を押しつけることが目的でないことを忘れないようにしましょう。

　問いかけの後，「待つ」態度も必要です。沈黙は当人が考えるためにときに必要です。あくまでも相手の気づきを促し，理念を見出すための問いかけであり，そのための時間であるという意識をもちましょう。

🍎 実際に TP チャートを見直す

　ここでは，見直しのための問いを，1つずつ具体例を交えながら説明していきます。その説明を参考にしながら，実際に問いがどのように使われるのかを把握して，あなたのTPチャートを見直してみましょう。

理念のチェック①　その理念が大切な理由を教えてください ▶️

　出てきた理念が必ずしも理念でないことがあります。理念の要素1つひとつに対

してこの質問をして，それに答えることによって，その要素が本当に理念なのかどうかを確認することができます。

〈やってみよう〉

　【理念】にある付せんに書かれた要素 1 つひとつについて，「**その理念が大切な理由を教えてください**」という問いに答えてください。

　この問いに答えることができなければ，この理念を挙げたことにそれ以上理由がつけられないことから，その要素が確かに理念である可能性が高いといえます。

　一方，なんらかの答えができた場合，すなわちその要素が大切であるという理由がある場合には，その要素は理念ではないかもしれません。なぜなら，より深い教育に対する考えが，その答えのなかにあり，それが理念である可能性が高いからです。この場合，最初に挙げられた要素は新しく出てきた理念の方針の 1 つになることが多いでしょう。

　答えがあった場合は，さらにその答えに対して，「その答えが大切な理由はなんだろうか？」と自問自答して，答えが出ない状態になるまで考えていきましょう。その状態が，本当に大切にしていることが見えている状態，つまり自分の理念が表現されている状態といえます。

　では，具体例を見てみましょう。

　たとえば，「基礎看護技術を身につける」という要素が【理念】にある場合に，「なぜ基礎看護技術を身につけることが重要なのか？」と自問自答をしてみます。すると，「その工夫にやりがいや楽しさをもってほしいから」と答えられるとします。

　その場合，「基礎看護技術を身につける」のは「やりがいや楽しさをもってほしい」ためであり，後者のほうが前者に比べて上位の概念になっていて，「基礎看護技術を身につける」のは「やりがいや楽しさをもつ」ための方針ということができます。この考察を元に要素を変更すると**図 15**のようになります。

　以上のように，書き出した要素に対して，「なぜ？」と問いかけて，それに対して答えがなければ，その要素は理念，答えが出てくれば，その要素は方針と，判別

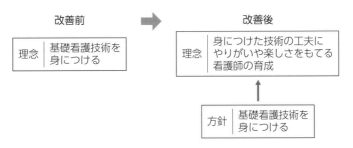

図 15　理念の見直し①　理念が大切な理由を考える

できるようになります。

理念のチェック②　具体的に〇〇とはどんなことですか？
（〇〇には「楽しい」「幸せ」「よい」などの理念の要素に
書かれた抽象的なキーワードが入る）▶

　【理念】にある各要素に対して，前項の「理念のチェック①」の問いを用いて，理由を探り続けていくと，これ以上理由が出てこない状態，つまり自分の理念が表現されている状態になります。

　各要素がその状態になることは重要なのですが，一方で，それらが「幸せになってほしい」「楽しく学んでほしい」など過度に抽象的になり，その人らしさの感じられない，一般的な表現になってしまうことがあります。このとき，当人が「幸せ」や「楽しさ」を漠然としか捉えていないと方針との対応づけが難しくなります。

　そのような場合には，抽象的すぎる理念を少し具体的にしましょう。抽象度の高い各要素についてその言葉を自分なりに説明をするのです。そうすることで，あなたらしい，あなたが大事にしている理念が具体的に表現できるようになります。

〈やってみよう〉

　【理念】にある，付せんに書かれた要素1つひとつを確認し，「楽しい」「幸せ」「よい」などの抽象的なキーワードがあったら，「具体的にそれはどんなことですか？」という問いに答えてください。

　これに関しては具体例を見ないとイメージしにくいかと思いますので，早速具体例を見てみましょう。

　たとえば，【理念】のなかに「よい看護を行う」という要素があるとしましょう。「よい看護」は少々抽象的ですよね。この場合は，「具体的に『よい看護』とはどんなことですか？」という問いに答えてみましょう。

　「よい看護」についての自分なりの定義をすることになります。患者さんがどういう状態にあれば，あるいはどういうことをすればよい看護なのか，具体的に言語化します。「よい看護」といっても，実は全員が同じものを想定しているわけではなく，その人なりの捉え方があります。これを具体化し，「相手の立場を思いやり，1人ひとりに合ったサポートを行うこと」などのように「よい看護」の中身を自分なりの言葉で説明を加えましょう。このことにより，【理念】が【方針】と対応づけやすくなります（**図16**）。

　このように，抽象的な表現を，少し具体的に考えることで，あなたらしさが出てきて，あなたらしい理念を見つけ出すことができます。

　「幸せ」「楽しい」「よい」など抽象的なキーワードが出てきたら，なにが「幸せ」

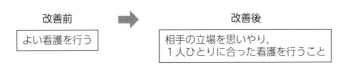

図16　理念の見直し②　理念を具体化する

「楽しい」「よい」のかを考えてみましょう。そうすることで，自分のなかで理念や方針がより明確になってきます。

理念のチェック③　○○と△△はどのような関係ですか？（○○と△△には異なる理念の要素がそれぞれ入る）

　「理念のチェック①」では，【理念】に挙げられた要素の1つに着目して，理念を見直してきました。要素が1つしかない場合は，そのチェックで見直しは十分ですが，理念の要素が複数になっている場合はこの問いを用いて，さらに理念を見直していきましょう。

　TPチャートを作成する段階において，これら理念の要素が複数になることは多いですが，短い作成時間だと，それらの関係性を深く考える余裕はありません。そこで，要素同士の関係についてあらためて考えてみることで，要素の間に階層性や包含関係などが見つかり，より理念が明確になっていきます。

〈やってみよう〉

　【理念】にある複数の要素のうち2つの要素（○○と△△）を選び，それらについて「**○○と△△はどのような関係ですか？**」という問いに答えてください。

　この問いにおいては，すべての要素の組み合わせで考えてみましょう。○○が△△の理由になっていること，あるいは，両方に共通するより大切なことが見えてくることがあります。前者の場合には，○○が理念，△△はそれにひもづく方針という関係になる可能性があります。また，後者の場合には，その共通する大切なことが新たな理念として見出されるかも知れません。

　では，具体例を見てみましょう。

　たとえば，「適切な行動をとる看護師になってもらう」と「学び続ける看護師になってもらう」という2つの要素がある場合，「『適切な行動をとる』と『学び続ける』はどのような関係があるのだろうか？」と自問自答してみましょう。

　その質問に答えるには，時間がかかるかもしれません。その後，「日々看護技術は進歩しており，1人ひとりの患者さんに合ったより適切な看護を提供するには，学び続ける必要がある。学び続けて，患者さんに合ったよい看護を提供してほしい」という考えが得られたとしましょう。つまり，学び続けることで，より適切な看護を提供できるという関係がわかりました。

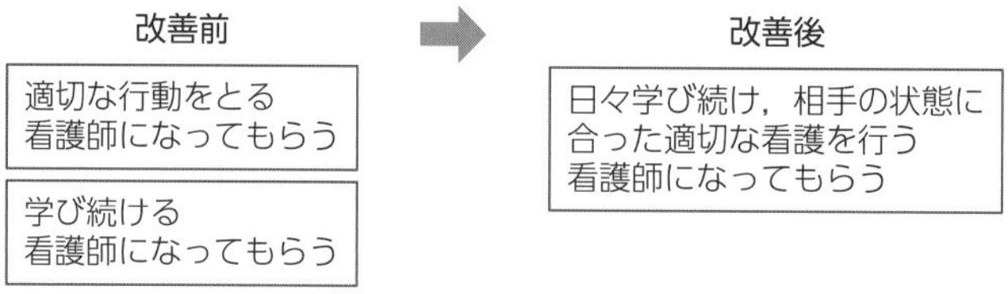

改善前　　　　→　　　改善後

改善前
適切な行動をとる看護師になってもらう
学び続ける看護師になってもらう

改善後
日々学び続け，相手の状態に合った適切な看護を行う看護師になってもらう

図17　理念の見直し③　理念の関係性を考える

そうすると，**図17**のように修正されるでしょう。

このように，2つの要素の関係性を考えることによって，大切にしている理念により近づくことができます。

3つ以上の要素（A，B，C）がある場合は，まず，AとB，AとC，BとCの関係をそれぞれ考えることで，理念を深めていきます。

ここで，複数の要素が1つに統合されないこともあるので，1つに統合されないからといって気にする必要はありません。複数の要素の関係を考えることで，理念を深く理解するのが大事なのです。

【理念】の改善後は，【方針】とのつながりも確認していきましょう。

理念と方針のチェック①
理念を実現するのに，その方針で十分ですか？

ここまでは，理念を中心に見直しを行ってきました。ここからは理念と方針の対応に着目して見直していきます。

「理念のチェック②」では，理念を具体化して，方針と対応づけしやすくしました。次に重要なのが，本当に理念と方針が対応しているかを確認することです。【方針】に挙げられた各要素が，理念を実現するために適切かどうか，また十分なのかについてチェックしていきましょう。

〈やってみよう〉

TPチャートに挙げられている【理念】と【方針】の各要素について，「**理念を実現するのに，その方針で十分ですか？**」という問いに答えてみましょう。

【方針】に挙げられた単一または複数の要素で，ひもづけられた理念が「実現できる」と自信をもって答えられる場合は，その理念に対して方針が十分に導かれている状態で，理念と方針が対応づいているといってよいでしょう。

一方，何か足りない気がする場合や，自信をもって答えられない場合は，理念を実現するために方針の要素が足りない可能性が高いです。このように，自分がやりたい教育を表現した理念とそれを実現するための方針を対応づけて考えることで，これまで気づかなかった改善ができるようになります。

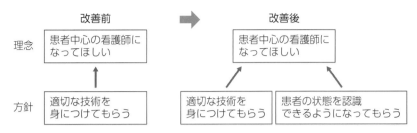

図18　理念と方針の見直し①　理念を実現するのに，出ている方針で十分か

　ここで具体例を見ていきましょう。

　たとえば，理念に「患者中心の看護師になってほしい」という要素があり，それに対して，「適切な技術を身につけてもらう」という方針が対応づけられているとします。

　そこで，「『患者中心の看護師になる』ためには，『適切な技術を身につける』ことで十分ですか？」と自問自答してみましょう。

　もし，「患者中心の看護師になるためには，『適切な技術を身につける』ことに加えて，『患者の状態を認識できる』ことも重要だ」といった答えがあるとしましょう。

　そうすると，授業のなかで学生に「患者の状態を認識できる」ようになる機会を提供することが，理念の実現のためには必要だという気づきが得られます。

　それをふまえて，**図18** のように修正されるでしょう。

　このように，TP チャートをひととおり作成した後，自分自身で「その方針で理念を実現できるか？」「理念を実現するために，書かれている方針で十分か？」と問いかけることで，これまで出ていなかった新たな方針に気づくことができるようになります。

理念と方針のチェック②
その方針に対して理念はちゃんと対応していますか？ 📺

　前項の「理念と方針のチェック①」では，ある理念に対して方針に挙げられた要素が適切であるかどうか，また，足りているかをチェックしました。そうすることで，いままで気づいてなかった新たな方針が見出されました。

　ここでは，それとは逆に，ある方針に対して理念としての要素が足りているかを確認します。このことにより，自分の考えている方針に対応づく新たな理念を見出せることがあります。

〈やってみよう〉

　【方針】と【理念】において現時点で対応づけられている要素の組み合わせを見

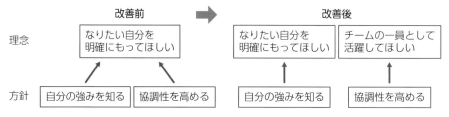

図19　理念と方針の見直し②　方針に対して理念が対応しているか

てください。そして，「**その方針に対して理念はちゃんと対応していますか？**」の問いに答えてみましょう。

　方針に対して，理念がその理由となっており，両者の関係がうまく説明できるのであれば，その方針と理念はうまく対応づいているといえます。うまく説明できない場合は，現時点で対応づけられている理念だけでなく，まだ隠れた理念が存在する可能性があります。なぜこの方針を大切にしているのだろうか，とその理由を考えることで，新しい理念について考えてみましょう。

　では，ここで具体例を見ていきましょう。

　たとえば，理念として「なりたい自分を明確にもってほしい」があり，それを実現するために方針として，学生が「自分の強みを知る」こと，「協調性を高める」ことが対応づいているとします。

　そこで，「『なりたい自分を明確にもつ』と『自分の強みを知る』はどう関係しているか？」と自問自答してみましょう。

　もし，「『自分の強みを知る』ということは，自分について理解するために必要で，『なりたい自分をもつ』ことにつながる」と答えがあるとしましょう。そうすると，スムーズに説明できているため，対応づけがうまくいっているといえます。

　では，「『なりたい自分を明確にもつ』と『協調性を高める』はどう関係しているか？」と自問自答してみましょう。

　もし，「……あれ？　うまくつながらない……？」と思ったら，そこが考えどころです。そして，「医療を提供するうえでは，チームとして活動することが必須で，『チームの一員として活躍する』ため，『協調性を高める』ようにしている」といった気づきがあれば，チャートは**図19**のように修正されるでしょう。

　このように，方針と理念の関係がうまく説明できない場合は，それらの関係性を考えることで，欠けていた理念を見出せます。

　また，ここで，さらに「『なりたい自分を明確にもつ』ために『自分の強みを知る』だけで十分か？」と，1つ前の問いかけを利用することで，理念と方針の対応づけをより明確にすることができます。つまり，質問を組み合わせることで，より理念と方針が整理されていきます。

Column

TP チャートの組織への導入

　本書では TP チャートをともに作成する人を見つけて互いに共有をしながら作成することをお勧めしており，また，そうした作成ができるように解説をしています。しかし，これまで見てきたとおり，TP チャートは「一度作成したら終わり」ではなく，継続的に更新をしていくことで教育改善に役立っていきますし，教育は組織的に行われるものであることから，TP チャート作成を組織として取り組んだほうがより効果を発揮することができます。

　そこで，ここでは TP チャート作成を組織的な取り組みとして導入する際のポイントについて説明します。

▷目的を明確にする

　TP チャートを導入する際には，組織においてどのような目的をもつのかを明確にしておく必要があります。TP チャートは，自分の教育活動の振り返りを通して理念を明らかにし，また，ワークシートを介した他者との教育について，コミュニケーションの機会をつくれることに長けています。ただ，これらの特徴は，一口に「教育改善」といっても重点をどこにおくかで，作成プログラムの時間配分が変わってきます。また，公開を前提としたり，教育業績評価を目的にしたりする場合には，もはや TP チャートではなく，ティーチング・ポートフォリオ（TP）や，TP の短縮版であるティーチング・ステートメント（TS）のほうが適している場合もあります。

　目的を明確にするためには，導入を考えているメンバーのひとりが，あらかじめ TP チャートをつくってみるなど，深い理解が必要です。

▷研修の実施

　研修の実施にあたっては，TP チャートの作成経験者が研修の講師となることができます。TP チャート作成に必要なワークシートやスライド資料，進行表などはすべて公開されているため，TP チャートを作成したことのある人であればファシリテーションを行うことが可能です。作成動画やよくある質疑応答も公開されていますので，適宜参照するとよいでしょう。注意点としては，進行表どおりに無理に進めようとせず，参加者の状況に応じて柔軟に対応することです。また，適宜講師の作成経験も交えた解説も有効です。同僚性を大切にして進めていきましょう。

　TP チャートの研修は，ペアワークはありますが，特に人数の制限はありません。1,000 人規模でも実施が可能です。しかし，オンラインで実施の場合に

は，ペアを組めるシステム上の上限がありますので，その点に注意をしましょう。また，オンラインで実施の場合には，実施者・参加者ともにシステムへの習熟がある程度必要になってきます。参加者に対しては，最初にシステムの簡単な説明や，操作に関して練習機会を設けるなど，対面よりもていねいなインストラクションが必要になります。

また，研修講師として外部講師を依頼することもあるでしょう。巻末（106頁）にある TP 研究会や，本書著者に問い合わせることで紹介を受けられます。

▷ 継続的な研修の設計

TP チャートは毎年あるいは数年に一度見直すと，教育改善のサイクルを支える仕組みとして機能していきます。しかし，教員 1 人ひとりが自主的に更新の機会を設定することは難しく，また共有することに意義が大きいことから，研修を定期的に実施することが望ましいといえます。常に「作成研修」開催でもよいかも知れませんし，更新者向けに，作成済の TP チャートを持ち寄って更新部分について検討し合うような「更新研修」もよいでしょう。

▷ TP 作成への道程

第 3 部でも詳しくふれますが，TP チャートは TP を作成する際の事前課題としても位置づけられています。TP チャートの作成者のなかには，より深いリフレクションができる TP を作成してみたい，と思う人も少なからず出てくると思います。

ただ，TP は TP チャートと違い，典型的な進行においては 2 日半の期間を要し，さらにはメンターという作成支援者を必要とするため，周到な準備が求められます[19]。したがって，TP を作成したい有志でつくることは容易ではありません。組織において「よい教育」を目指す内部質保証の取り組みの一環として位置づけていくことが望ましいあり方であり，その第一歩としては他機関で実施されている TP の作成研修に参加してみるとよいでしょう。

第3章

TP チャートの実例を知る

　本章では，TP チャートの実例を紹介します。TP チャートはひとりで作成することもできますが，ワークショップに参加したり同僚と一緒につくるなど，複数人で作成することをお勧めしています。理由としては，自分がつくった TP チャートを相手に説明したり，客観的に見てもらったりすることで気づくことが多いためです。

　ここで紹介する TP チャートは作成ワークショップに参加された方々のもので，感想のなかにはワークショップ参加の意義についてもコメントをいただきました。

　本章では，まず TP チャート作成ワークショップの内容について説明した後，TP チャートの実例を紹介します。

TP チャート作成ワークショップについて知る

　TP チャート作成ワークショップは，半日ほどの時間をとって行われます。最初の 30 分で TP や TP チャートに関する知識を学び，2 時間程度で TP チャートを作成し，1 時間で TP チャートの見直しを行います。

　TP チャートの作成は，本書で説明したつくり方にもあるように，1 つひとつの項目について時間をかけて作成し，適宜ペアワークを行うことで，他者のコメントをもらう設計になっています。具体的なスケジュールは**表 2**（21 頁）に載っています。

　また，TP チャートの見直しは，本書第 2 部第 2 章で紹介した質問を使いながら，まず自問自答することで行い，その後ペアで質問をし合って TP チャートの完成度を高めるようになっています。具体的な見直しのスケジュールは**表 10**（46 頁）に載っています。

事例1　A先生のTPチャート（58頁，資料1）

作成者の情報

学校種：大学　職位：助教　看護歴：5年　教員歴：3年　専門：基礎看護学

ワークショップ参加の理由

　まずは自分が行っている教育活動を整理したいと思ったからです。日々の忙しさもあり，ていねいに振り返る時間をつくるのが難しい現状がありました。科目の単位認定者となり2年が経過した頃，職場の上司からこのワークショップの情報を聞きました。振り返りの方法も含め自分自身の教育活動を整理し，行っている授業をよりよくしたいと思い，参加しました。

作成した感想

　教育活動の整理や振り返りの方法について体系的に教えていただき，また，時間をかけてていねいに振り返ることができて非常に充実した時間でした。

　いちばんの発見は，自分の教育活動の整理とそれらを可視化できたことです。作成してみると，自分が思っている以上に教育活動に力を注いでいたことがわかりました。無意識にも，自分自身が行っている教育活動には，自分なりの思いや考え，信念のもと取り組んでいることに気づくことができました。

　TPチャート作成時は，時間があっという間にすぎ，足りないくらいでした。この作成過程では，ともに考えフィードバックしてくださった方々の存在がとても大きかったです。もしひとりで作成していたら，どこかで挫折していたかもしれませんが，TPチャートを他者とシェアすることで自分では思いつかなかった考えや気づきが得られることも多く，とてもありがたかったです。シェアした方々の教育活動や考え方を知る機会となり，職場が異なっても共感できる点が多く，私自身の励みにもなりました。

　TPチャートの作成によって，具体的で身近な経験から入り段階を踏んで思考や教育活動の振り返りができるので，自然と抽象度を上げて構造化できました。新たな課題がおのずと見えてくるようになるので，今後の教育活動にも活用できると思います。

チャートの見どころと読者のみなさんへのアドバイス
──著者のコメント

　A先生は多くの教育経験をおもちで，それらの実践のなかから何を大切にしているのかをていねいに掘り下げてくださっています。そのように理念を確認したう

えで，今後取り組んでいきたいことを【目標】のなかに書いてくださっていて，それらは今後の教育に影響を与えていくでしょう。たとえば，「人と人とのつながりを大切にし，相手の立場や状況を考えられるような人材の育成や教育に関わりたい」と書かれていることから，今後の授業において，人とのつながりや相手の立場や状況を考えることの重要性がわかってもらえるように，病棟での具体的な経験やエピソードを説明したり，ロールプレイなどのグループワークを取り入れたりと，授業設計や実施方法を再検討できるかもしれません。

　また，【理念】の要素同士の関係性を考えることでより深い理念につながっていくかもしれません。たとえば，「人と人とのつながりを大切にし，相手に対して誠実な姿勢をもって関わることができる」と「さまざまな状況のなかで相手の立場になり，看護の対象（他者）に寄り添うことができる」という要素は，相手のことを思いやることで1人ひとりに合った看護を提供したいという思いが背後にあるかもしれません。

　読者のみなさんも，理念を振り返ったうえで目標を設定すること，理念の要素同士の関係性を考えることを意識しながらチャート作成に取り組んでもらえれば，より深い理念を見出すことができ，目標をもとに実践を改善する方針が明確化されるでしょう。

事例2　B先生のTPチャート（60頁，資料2）

作成者の情報

　学校種：大学　職位：講師　看護歴：20年　教員歴：7年　専門：母性看護学・助産学

ワークショップ参加の理由

　以前，学位を取得することを目的としたポートフォリオを自己流で作成したことはありました。しかし，看護教員になって7年になりますが，いままでティーチング・ポートフォリオを作成したことはありませんでしたし，作成しようと思ったこともありませんでした。その理由として，自身の教育者としての目標，ゴールが明確ではなかったからだと思います。今回は目標を見出すというより，教員としての自分を振り返りたいと思って参加しました。

作成した感想

　現在，看護教員として大学に勤めていますが，今まで職場で要求されたとおりの働き方をしてきていて，TPチャートを作成する前は，私にはあまり教育目的も理

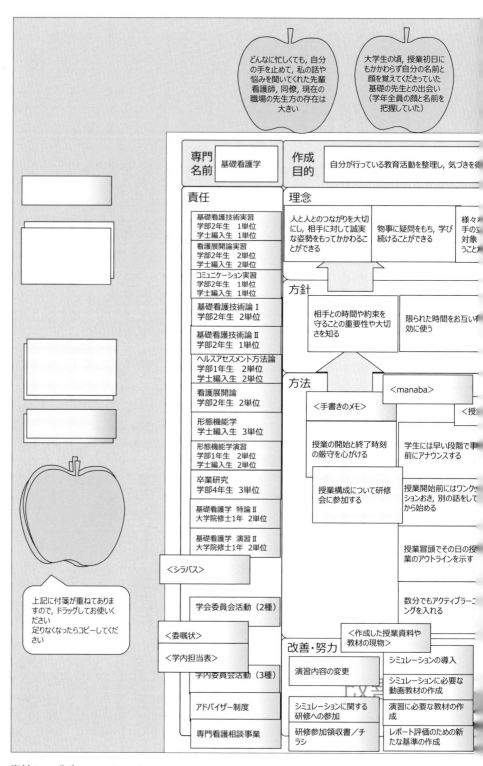

資料1　A先生のTPチャート

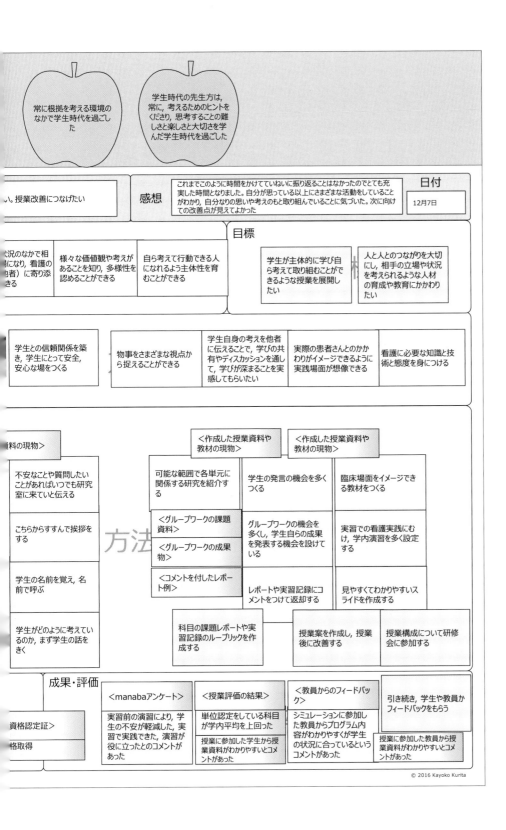

常に根拠を考える環境のなかで学生時代を過ごした

学生時代の先生方は，常に，考えるためのヒントをくださり，思考することの難しさと楽しさと大切さを学んだ学生時代を過ごした

い。授業改善につなげたい

感想　これまでこのように時間をかけてていねいに振り返ることはなかったのでとても充実した時間となりました。自分が思っている以上にさまざまな活動をしていることがわかり，自分なりの思いや考えのもと取り組んでいることに気づいた。次に向けての改善点が見えてよかった

日付　12月7日

目標

状況のなかで相（者）になり，看護の（他者）に寄り添きる

様々な価値観や考えがあることを知り，多様性を認めることができる

自ら考えて行動できる人になれるよう主体性を育むことができる

学生が主体的に学び自ら考えて取り組むことができるような授業を展開したい

人と人とのつながりを大切にし，相手の立場や状況を考えられるような人材の育成や教育にかかわりたい

学生との信頼関係を築き，学生にとって安全，安心な場をつくる

物事をさまざまな視点から捉えることができる

学生自身の考えを他者に伝えることで，学びの共有やディスカッションを通して，学びが深まることを実感してもらいたい

実際の患者さんとのかかわりがイメージできるように実践場面が想像できる

看護に必要な知識と技術と態度を身につける

料の現物>

<作成した授業資料や教材の現物>

<作成した授業資料や教材の現物>

不安なことや質問したいことがあればいつでも研究室に来ていと伝える

可能な範囲で各単元に関係する研究を紹介する

学生の発言の機会を多くつくる

臨床場面をイメージできる教材をつくる

こちらからすすんで挨拶をする

<グループワークの課題資料>

グループワークの機会を多くし，学生自らの成果を発表する機会を設けている

実習での看護実践にむけ，学内演習を多く設定する

学生の名前を覚え，名前で呼ぶ

<グループワークの成果物>

<コメントを付したレポート例>

レポートや実習記録にコメントをつけて返却する

見やすくてわかりやすいスライドを作成する

方法

学生がどのように考えているのか，まず学生の話をきく

科目の課題レポートや実習記録のルーブリックを作成する

授業案を作成し，授業後に改善する

授業構成について研修会に参加する

成果・評価

<manabaアンケート>

<授業評価の結果>

<教員からのフィードバック>

引き続き，学生や教員からフィードバックをもらう

資格認定証>

格取得

実習前の演習により，学生の不安が軽減され，実習で実践できた，演習が役に立ったとのコメントがあった

単位認定をしている科目が学内平均を上回った

授業に参加した学生から授業資料がわかりやすいとコメントがあった

シミュレーションに参加した教員からプログラム内容がわかりやすくが学生の状況に合っているというコメントがあった

授業に参加した教員から授業資料がわかりやすいとコメントがあった

© 2016 Kayoko Kurita

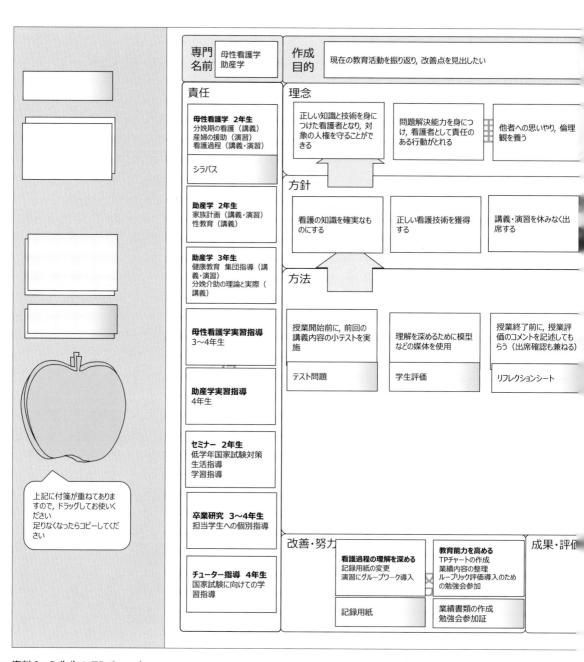

専門名前	母性看護学 助産学	作成目的	現在の教育活動を振り返り, 改善点を見出したい

責任

母性看護学 2年生
分娩期の看護（講義）
産婦の援助（演習）
看護過程（講義・演習）

シラバス

助産学 2年生
家族計画（講義・演習）
性教育（講義）

助産学 3年生
健康教育 集団指導（講義・演習）
分娩介助の理論と実際（講義）

母性看護学実習指導
3～4年生

助産学実習指導
4年生

セミナー 2年生
低学年国家試験対策
生活指導
学習指導

卒業研究 3～4年生
担当学生への個別指導

チューター指導 4年生
国家試験に向けての学習指導

理念

正しい知識と技術を身につけた看護者となり, 対象の人権を守ることができる

問題解決能力を身につけ, 看護者として責任のある行動がとれる

他者への思いやり, 倫理観を養う

方針

看護の知識を確実なものにする

正しい看護技術を獲得する

講義・演習を休みなく出席する

方法

授業開始前に, 前回の講義内容の小テストを実施

理解を深めるために模型などの媒体を使用

授業終了前に, 授業評価のコメントを記述してもらう（出席確認も兼ねる）

テスト問題

学生評価

リフレクションシート

改善・努力

看護過程の理解を深める
記録用紙の変更
演習にグループワーク導入

教育能力を高める
TPチャートの作成
業績内容の整理
ルーブリック評価導入のための勉強会参加

記録用紙

業績書類の作成
勉強会参加証

成果・評価

上記に付箋が重ねてありますので, ドラッグしてお使いください
足りなくなったらコピーしてください

資料2　B先生のTPチャート

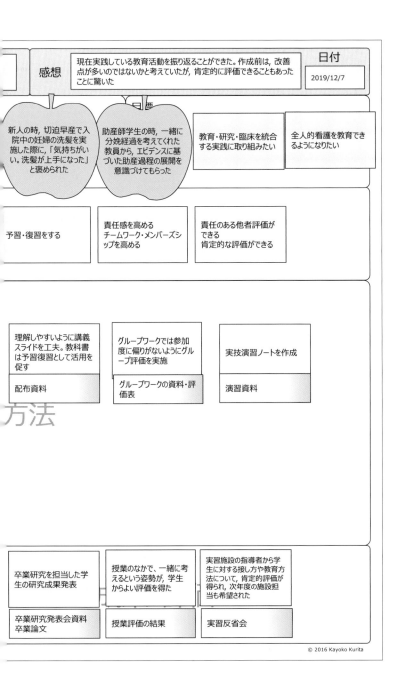

感想	現在実践している教育活動を振り返ることができた。作成前は，改善点が多いのではないかと考えていたが，肯定的に評価できることもあったことに驚いた	日付 2019/12/7

新人の時，切迫早産で入院中の妊婦の洗髪を実施した際に，「気持ちがいい。洗髪が上手になった」と褒められた

助産師学生の時，一緒に分娩経過を考えてくれた教員から，エビデンスに基づいた助産過程の展開を意識づけてもらった

教育・研究・臨床を統合する実践に取り組みたい

全人的看護を教育できるようになりたい

予習・復習をする

責任感を高める
チームワーク・メンバーズシップを高める

責任のある他者評価ができる
肯定的な評価ができる

理解しやすいように講義スライドを工夫。教科書は予習復習として活用を促す
配布資料

グループワークでは参加度に偏りがないようにグループ評価を実施
グループワークの資料・評価表

実技演習ノートを作成
演習資料

方法

卒業研究を担当した学生の研究成果発表
卒業研究発表会資料
卒業論文

授業のなかで，一緒に考えるという姿勢が，学生からよい評価を得た
授業評価の結果

実習施設の指導者から学生に対する接し方や教育方法について，肯定的評価が得られ，次年度の施設担当も希望された
実習反省会

© 2016 Kayoko Kurita

念もないのではないかと考えていました。しかし，実際に作成してみると，意外なことに自分にも教育者としての信念があり，学生への期待を込めた教育計画を立てていることがわかって，驚いたと同時に嬉しくもありました。もし，この機会にTPチャートを作成していなかったら，今までと同様に，自分自身を低く見積もって教育活動を続けていたかもしれません。

　今回のワークショップは，時間が足りないくらいあっという間に終わり，とても楽しく参加することができました。ペアを組んでシェアをする時間は，特に貴重でした。自身を開示することで，自身を内省し，気づき，新たな目的を明確にすることができました。講師の先生方の伝え方や進め方もよく，目的に合った内容であったと思います。われわれ教員のニーズに合った内容だとも思います。自分は今まで教育者としてのアイデンティティが弱いと思っていましたが，これらの作業を通し，自身の教育に対する信念を確認することができました。今後は教育者である自身の成長をもっと期待したいと思います。このようなワークショップには，多くの教員に参加してほしいです。

チャートの見どころと読者のみなさんへのアドバイス
──著者のコメント

　B先生のチャートから先生は，学生には今後，思いやりをもちつつ，正しい知識や技術，問題解決能力を駆使した看護をしてほしいということが伝わってきます。そして，印象的なのは目標に書かれている「教育・研究・臨床を統合する実践に取り組みたい」という要素です。個人エピソード（りんごの付せん）にもあるようにエビデンスの重要性を感じられていて，研究の知見，臨床の現場をふまえた教育に取り組んでいきたいことが読み取れます。

　このように，先生の教育のなかで研究も1つの重要な要素のように見えることから，今後，理念のなかに研究に関する要素が出てくることもあるかもしれません。研究の重要性が再認識されると，ご自身で行う研究のテーマや内容にも影響が出ることもあるでしょう。「実際に臨床に役立つテーマは何なのか？」「学生に学んでほしいことは何なのか？」などを考えることによって，本当に明らかにしたいリサーチクエスチョンが見つかるかもしれません。

　TPチャートは主に教育について振り返るものですが，その過程で教育，研究，臨床がつながっていることに気づくことがあります。その際，余裕があれば教育のみならず，研究や臨床との関係性も含めて振り返ってもらえると，これまでとは違う視点でそれぞれの活動を見直すきっかけになるでしょう。

事例 3　C 先生の TP チャート（64 頁，資料 3）

作成者の情報

　学校種：専門学校　職位：一般教員　看護歴：20 年　教員歴：3 年　専門：老年看護学

ワークショップ参加の理由

　授業中，集中してないなあ，お疲れかなあという学生の様子を，毎回授業を終えるごとにメモに残し，次回の授業案の材料としています。

　しかし，いくら授業を改善しても，また新たな課題が生まれるという繰り返しのなかで，自分だけでは解決できないという思いになり，学生だけでなく自分自身も充実感を味わえる授業運営が少しでもできたらという気持ちで参加させていただきました。

作成した感想

　少人数のワークショップは発言がしやすく，安心感がありました。

　自身の責任を書き出すことによって，業務が可視化でき，がんばってきた自分を認識することができました。また，無意識下で行ってきたことを整理していくと，何の目的もないと思っていたことに実は大きな目的があったり，そしてその目標を達成するための小さな目標を日々達成していたりなど，自分の知らない自分を知る術になりました。

　これまで，授業終了後に次回の授業のためにと毎回課題を書き出しておりましたが，何か漠然としており，達成感がない状態でした。しかし，TP チャートでは実施していることの根拠の 1 つひとつをていねいにひも解くことができ，自身が授業で行っていることや，今できていること，そしてこれからの課題が明確になることを学びました。

　さまざまな講習・セミナーに足を運んでおりますが，久々に楽しい時間でした。お隣さんが否定せずに親身になって聞いてくださったことも自分を肯定するきっかけとなりました。

チャートの見どころと読者のみなさんへのアドバイス ──著者のコメント

　C 先生のチャートの【理念】のなかで印象的なのは，「看護学を楽しいと感じる」という要素です。日々看護は進化していくことから，大学を卒業した後も新しい知識や技術を身につけていく必要がありますし，病院のなかでつらいこともあるかも

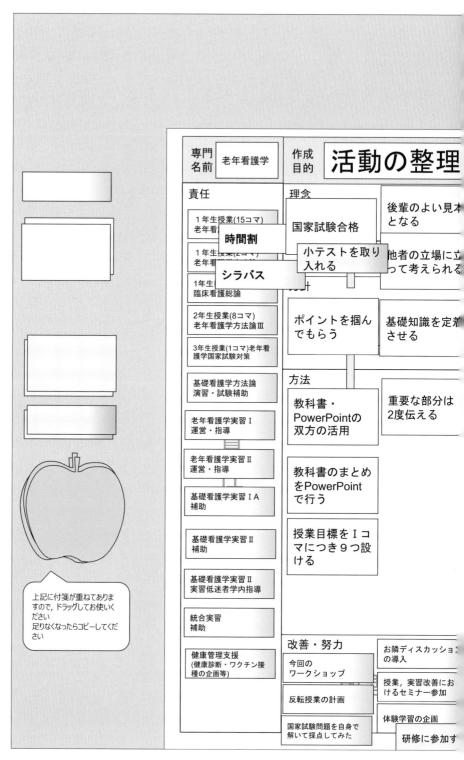

資料3　C先生のTPチャート

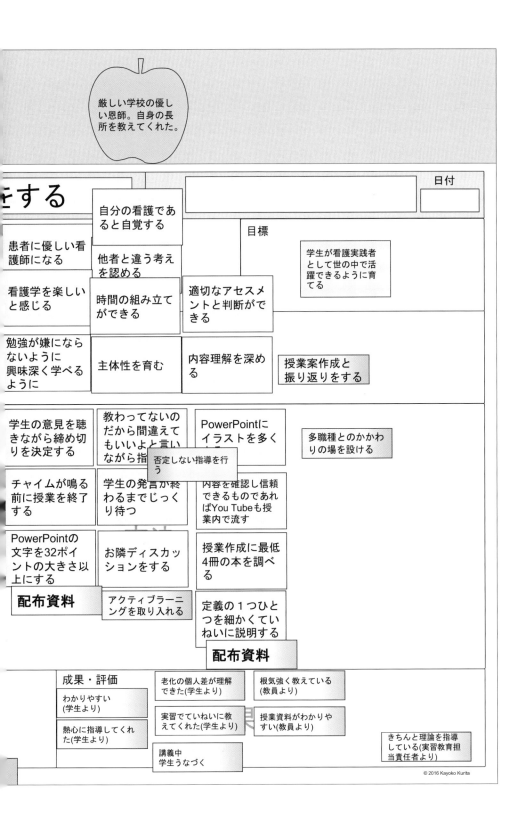

厳しい学校の優しい恩師。自身の長所を教えてくれた。

日付

をする

自分の看護であると自覚する

目標

患者に優しい看護師になる

他者と違う考えを認める

学生が看護実践者として世の中で活躍できるように育てる

看護学を楽しいと感じる

時間の組み立てができる

適切なアセスメントと判断ができる

勉強が嫌にならないように興味深く学べるように

主体性を育む

内容理解を深める

授業案作成と振り返りをする

学生の意見を聴きながら締め切りを決定する

教わってないのだから間違えてもいいよと言いながら指

PowerPointにイラストを多く

多職種とのかかわりの場を設ける

否定しない指導を行う

チャイムが鳴る前に授業を終了する

学生の発言が終わるまでじっくり待つ

内容を確認し信頼できるものであればYou Tubeも授業内で流す

PowerPointの文字を32ポイントの大きさ以上にする

お隣ディスカッションをする

授業作成に最低4冊の本を調べる

配布資料

アクティブラーニングを取り入れる

定義の1つひとつを細かくていねいに説明する

配布資料

成果・評価

老化の個人差が理解できた(学生より)

根気強く教えている(教員より)

わかりやすい(学生より)

熱心に指導してくれた(学生より)

実習でていねいに教えてくれた(学生より)

授業資料がわかりやすい(教員より)

講義中学生うなづく

きちんと理論を指導している(実習教育担当責任者より)

しれませんが，看護が楽しいと感じられればモチベーションが高まり，主体的に看護に関する勉強や活動を行っていけるでしょう。

　今後さらに活動の振り返りを進めていくうえでは，【理念】の要素と【方針】や【方法】の要素の関係性を考えていくとよりよいかもしれません。たとえば先述した「看護学を楽しいと感じる」の【理念】に対応する【方針】としては「興味深く学べるように」の要素が対応しそうで，その【方針】の要素には【方法】の要素「PowerPointにイラストを多くする」が関連づきそうですが，興味深く学んでもらう方法は，他にも実際にやっていることがあるかもしれません。楽しいと感じてもらうためには，どのような方法をとっていたかを思い出すことで，実は教育の実践のなかでやっていた，大事なことが見つかるかもしれません。そうすることで，より教育の実践と理念を自分のなかで整理できるようになるでしょう。

　読者の皆さんも，ご自身が大事にしている理念を見出したうえで，ご自身の理念の要素と方針・方法とのつながりを意識すると新たな気づきが得られるかもしれません。

 ## 事例4　D先生のTPチャート（68頁，資料4）

作成者の情報

　学校種：大学　職位：助教　看護歴：28年　教員歴：4年　専門：基礎看護学

ワークショップ参加の理由

　上司に勧められました。教員になり4年目ですが，日々の仕事に追われ，よりよい教育のために，直接的な講義のこと以外は，振り返りや見直し，取り組む時間をもてず，今後の教育の一助にしたいと思い参加させていただきました。

作成した感想

　学問を教授するとは何と難しいことかと日々考えながら，未だ確固としたものをもてないまま，手探り状態で模索しながら教育しているように感じていました。

　そのようななか，今回のTPチャート作成の機会をいただいたことで，自身を振り返り・内省し，事実・具体（方法）から，方針，理念（概念・抽象化）を見つめることで，普段大切に思い学生に伝えていると思っていたその根幹にあるものを見つめることができました。これまで，事実・具体についても，思考（理念）についても，分解して考えたことはなかったですし，そのうえ，整理整頓できる形で考えたことはなかったため，TPチャートを作成する機会に出会わなければ，一生教育を具体的に分解し整理して考えることはできなかったのではないかと思っていま

す。また，作成した TP チャートを説明することでさらに振り返り，理念であると考えていたことが方法・方針であり，理念にも上位・下位の概念が自身の中にあることを発見でき，大変有意義なお導きをいただきました。

　この度の研修では，講師の先生にペアになっていただきましたので，他の方がどのように TP チャートをつくったのかを知りたいと感じましたし，また，内容の違う TP チャートを互いに共有して深めるといったことも体験してみたいと思いました。そのため，また機会がありましたら TP チャートを作成する研修会に参加したいと考えています。他者を知ることで自身をさらに見つめ，また違った角度や視点から広げ深められるのではないかと楽しみにしています。

チャートの見どころと読者のみなさんへのアドバイス ──著者のコメント

　D 先生のチャートからは，「患者さんのニーズに応える看護実践のできる看護職」になるうえで「考える力」が重要であることが読み取れます。答えが 1 つではない，また，多様な現場において，看護が「単なる作業」にならないように，自ら考えてもらう問いかけや，互いに学び合う方法を取り入れていらっしゃいます。多様な対象および場に応じた柔軟かつ適切な看護実践に向かうため，これらが「方法」として明確に実習や授業において実現されているご様子です。

　もう 1 つ，方針には「人間力をつける」という要素があります。この「人間力」については，【方法】として D 先生ご自身が主語となっている要素が連なり，「言葉遣い」や「倫理観」「身だしなみ」などが挙げられ，教員自身が「ロールモデル」として学生と接するなかで示すという点が特徴的です。今後振り返りを深めていく際には，この「人間力」と「教員がモデルとなること」が【理念】に対してどう位置づいているのかを考えてみると，理念がより深まるのではないかと思われます。【理念】のところのエピソードに「お手本を見せてくださった先生」が書かれています。この点から，ロールモデルとして何を見せたいのか，また，ロールモデルを見せるとよいと思う理由は何か，といった問いがとっかかりになるでしょう。

　読者のみなさんも，方針にある要素から，あらためて理念を見直してみることで理念を深めることができるかもしれません。

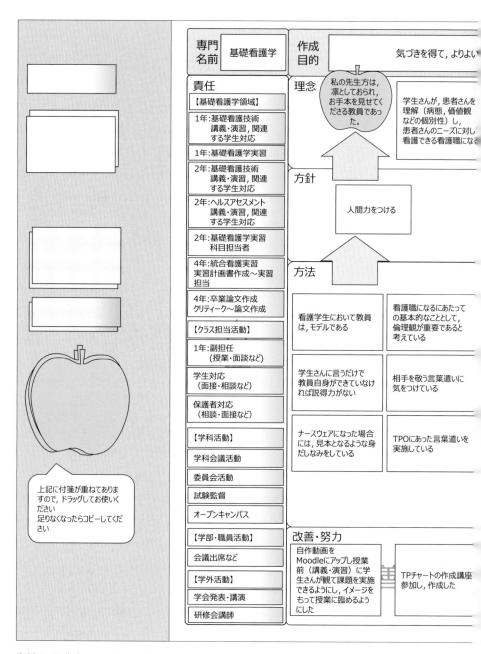

資料4　D先生のTPチャート

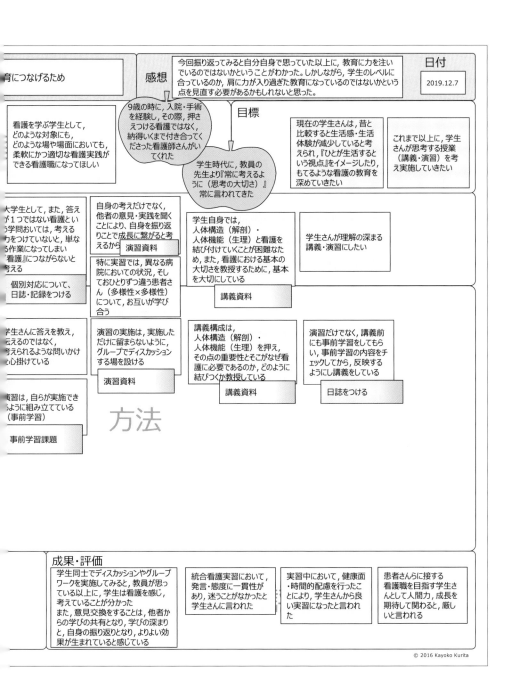

育につなげるため

感想
今回振り返ってみると自分自身で思っていた以上に，教育に力を注いでいるのではないかということがわかった。しかしながら，学生のレベルに合っているのか，肩に力が入り過ぎた教育になっているのではないかという点を見直す必要があるかもしれないと思った。

日付
2019.12.7

看護を学ぶ学生として，どのような対象にも，どのような場や場面においても，柔軟にかつ適切な看護実践ができる看護職になってほしい

9歳の時に，入院・手術を経験し，その際，押さえつける看護ではなく，納得いくまで付き合ってくださった看護師さんがいてくれた

目標

学生時代に，教員の先生より『常に考えるように（思考の大切さ）』常に言われてきた

現在の学生さんは，昔と比較すると生活感・生活体験が減少していると考えられ，『ひとが生活するという視点』をイメージしたり，もてるような看護の教育を深めていきたい

これまで以上に，学生さんが思考する授業（講義・演習）を考え実施していきたい

大学生として，また，答えが1つではない看護という学問おいては，考える力をつけていないと，単なる作業になってしまい『看護』につながらないと考える

自身の考えだけでなく，他者の意見・実践を聞くことにより，自身を振り返りことで成長に繋がると考えるから

演習資料

学生自身では，人体構造（解剖）・人体機能（生理）と看護を結び付けていくことが困難なため，また，看護における基本の大切さを教授するために，基本を大切にしている

学生さんが理解の深まる講義・演習にしたい

個別対応について，日誌・記録をつける

特に実習では，異なる病院においての状況，そしておひとりずつ違う患者さん（多様性×多様性）について，お互いが学び合う

講義資料

学生さんに答えを教え，伝えるのではなく，考えられるような問いかけを心掛けている

演習の実施は，実施しただけに留まらないように，グループでディスカッションする場を設ける

演習資料

講義構成は，人体構造（解剖）・人体機能（生理）を押え，その点の重要性とそこがなぜ看護に必要であるのか，どのように結びつくか教授している

講義資料

演習だけでなく，講義前にも事前学習をしてもらい，事前学習の内容をチェックしてから，反映するようにし講義をしている

日誌をつける

演習は，自らが実施できるように組み立てている（事前学習）

方法

事前学習課題

成果・評価

学生同士でディスカッションやグループワークを実施してみると，教員が思っている以上に，学生は看護を感じ，考えていることが分かった
また，意見交換をすることは，他者からの学びの共有となり，学びの深まりと，自身の振り返りとなり，よりよい効果が生まれていると感じている

統合看護実習において，発言・態度に一貫性があり，迷うことがなかったと学生さんに言われた

実習中において，健康面・時間的配慮を行ったことにより，学生さんから良い実習になったと言われた

患者さんらに接する看護職を目指す学生さんとして人間力，成長を期待して関わると，厳しいと言われる

第4章
TPチャート作成に関する座談会を通して，メンタリングの実際を知る

　TPチャートは「まずはひととおり作成する」ことを目指すため，各項目や共有の時間の目安は比較的短い時間が設定されています。

　本章では，TPチャートの作成に関する対話を通して，より深い理念を見出していきます。ここでは，TPチャートの作成者をメンティー，リフレクションを支援する人をメンター，対話をメンタリングと呼びます。通常はメンティーひとりにメンターひとりが対応していきますが，今回は，多様な視点を提供するという意図もあり，メンティーひとりに対して主メンター栗田，副メンター吉田の座談会の形式としています。また，メンタリングにおけるメンティーとメンターの言葉のやりとりや心の動きをご理解いただくために，逐語の形式で記しています。

「TPチャート作成の感想」をめぐる座談会

　この座談会は2018年3月にTPチャート作成ワークショップに参加された，森真喜子先生（国立看護大学校）と著者2名によるものです。

　森先生は所属機関の自己点検・評価委員会委員長という職責意識により，「FDプログラムとしてのTPチャート」という観点から話が始まりました。メンターが森先生自身の授業の問題意識に目を向けてもらうように促すことで，次第に，自身の理念に意識が向いていきます。自身の「傷」を思い出してそれをポジティブに捉えることや，森先生が「誇り」「教養」をどのように考えていたのかというご自身の気づきへの流れ，を意識して読んでいただくとよいでしょう（**図20**）。

　なお，森先生のTPチャートを**資料5**として示します。合わせてご覧ください。また，特に後半にメンタリングの要素が強くなっているため，適宜（著者注：○○）という形で問いかけなどの発話の意図を示しています。メンターとしての問いかけのヒントとして参考にしてください。

自己点検・評価委員長としての問題意識

1 栗田　まず，自己紹介をお願いします。

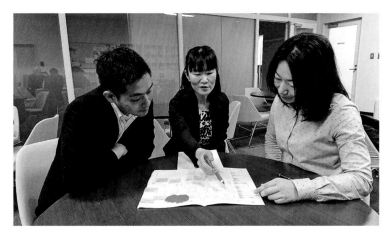

図 20　今回の 3 人でのメンタリングの様子

2 森　国立看護大学校の森真喜子と申します。専門は精神看護学です。研究として
は，統合失調症の看護，精神障害当事者の「病いの語り」から学び，看護実践に活
かすための研究をしています。東京医科歯科大学の医学部保健衛生学科卒業後に臨
床経験を経てから同大学の大学院博士後期課程を修了し，2004 年に日本赤十字看
護大学に講師として就職，その後北里大学などでの勤務を経て現職です。

3 栗田　ご所属の大学校は，大学と違うと感じるところはありますか。（著者注：
入りやすい話題から入っています）

4 森　文部科学省管轄の大学では自己点検・評価が義務化されていますが，大学校
は厚生労働省の所管です。本学では大学改革支援・学位授与機構による定期的なレ
ビューは受けていますが，学生による授業評価はこれまで実施されてきませんでし
た。自己点検・評価委員会の委員長として，授業評価の導入も含む授業改善を推進
するためには，明確な方法論とエビデンスの提示が必要と考えていましたので，今
回はよいタイミングでこの機会をいただきました。

5 栗田　まずは，TP チャート作成前のご自身の授業における課題や問題意識をお
伺いしようと思っていたのですが，より大きい問題意識があるということですね。
（著者注：森先生からの話を受け止めています）

6 森　そうですね。TP チャート作成のきっかけには，先ほどお話したような組織
として共有すべき課題があったことが大きいです。

7 吉田　TP をどのように知り，どのような点が問題意識に合っていたと感じられ
たのでしょうか？

8 森　この研修会への参加は，私の所属長である大学校長の紹介がきっかけです。
前職では学修ポートフォリオを，最近では学生のキャリア・ポートフォリオ作成を
スタートする準備を担当し，「ポートフォリオ」という共通項から参加を打診され
ました。それは私の現在のニーズにも適っていました。

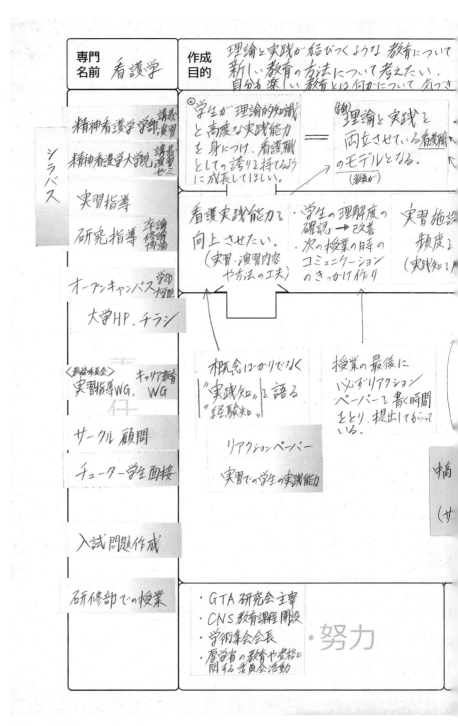

資料5　森先生の TP チャート

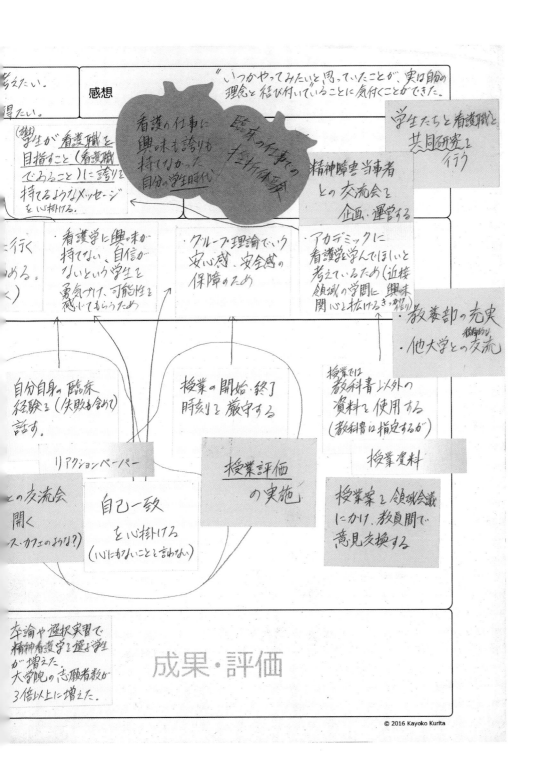

授業の「こなしている感」が課題

9 栗田　ところで，ご自身の授業には，課題を感じているところはありましたか？

（著者注：TPチャートの内容に入っていくことを促す問いです）

10 森　ええ，あります。看護基礎教育に通算14年も携わっていると，授業の方法や内容がマンネリ化といいますか，こなれてきてしまっているのではないかという怖さがあります。

11 栗田　「こなしている感」ですね。（著者注：大切な言葉のようなので確認しました）

12 森　そうなのです。授業をそこそこうまく展開できても，以前ほどワクワクしないし，緊張感も達成感もなくなってきているという意味で危機感を感じていました。それに，自分の臨床感覚が鈍ってくると，実習指導で現場のナースや臨床指導者からの「看護系大学の教員は臨床を知らない」という評価にもつながりかねず，学生の実習指導における協働に不可欠な信頼関係を損なう可能性があります。

　特に「教授」に昇格すると，実習指導の現場との関係が一層間接的になり，臨床指導者との関係性ばかりでなく，学生指導という行為とも，まるで望遠鏡で覗いているような距離感が感じられるようになっていました。

　そのような状況を打開したい，そのためには第三者からの示唆を得たいということで，TPに興味がわき，参加を決めました。

FDプログラムとしてみるとTPチャートは「楽しそう」

13 栗田　TPチャートの作成は，今お話しいただいた目的に照らしていかがでしたか。

14 森　まず，私は最初からTPチャートをどうFDで共有しようかという思いで研修を聞いていました。栗田先生の語りかけ方とか，どのくらいの時間で各項目を記載してもらうかとか，FDの参加者になった気持ちで，どんな疑問を感じるか，面倒と思わないか，そういった観点です。

　その点からいうと，まず，A3で1枚というTPチャートの形式がなによりも手軽な感覚で，敷居の低さを感じました。また，りんごの付せんを用いるなど，「楽しそう」ということも大事だと思っています（**図21**）。

15 栗田・吉田　（笑いながら）りんごですか。なるほど。（著者注：13での質問は森先生のTPチャートに入っていくための質問でしたが，FD委員長としての意識のお答えがきたので，まずはそれにじっくりと付き合います）

16 森　FD企画を提案するとき，視覚的に「キャッチーか」や「楽しそうか」は，参加への負担感の軽減につながるという意味で，非常に重要です。看護系大学の教員は日々多忙さを感じていますので，FD参加のメリットや負担感の少なさが常に

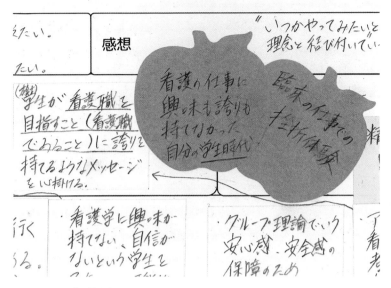

図21　りんごの付せん

問われます。

　その点，このTPチャートは負担感が少なそうだ，楽しそうだ，何か実りがありそうだ，と感じられ，これなら宣伝できそうだと感じました。

昔の傷を思い出し，それをポジティブに捉えられた

17 栗田　FDプログラムとしての導入という観点からお話しいただきましたが，ご自身が一教員としてつくってみた意義はいかがでしたか。（著者注：FD委員としての考えを述べられたので，もう一度自身の振り返りに戻るよう問いかけをしています）

18 森　まず，私は自分が研究で使っているグラウンデッド・セオリー・アプローチ（GTA）と思考プロセスが似ていると思いました。意義としては，自分がこれまでやってきたことをこのような方法で整理してみると，「いつかやってみたい」と思っていたことが，実は深いところで自分の理念と結びついていたことに気づけたことでしょうか。

19 栗田　それはよかったです。では，先ほどのマンネリ化の課題や「第三者から示唆を得たい」についてはどうでしたか。これらに対しては，何か新しいことや気づきは得られましたか。

20 森　私が専門とする精神看護学では，他者理解の前提となる「自己理解」を大切にします。精神障害をもつ患者との対話においては自己と向き合わざるをえず，患者に痛いところを突かれると，なぜ私はこれほど痛みをおぼえるのかを考えるのです。そうすると言われたことやされたことと自分の過去の傷との関連に気づいた

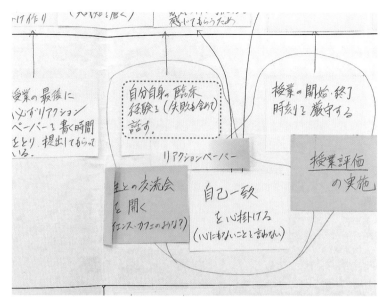

図22 TP チャートの【方法】の部分

りします。つまり，普段から自己理解は他者理解につながると考えており，自分では自己との対峙を行っているほうだと思っていたのですが，TP チャートを作成して，もっともっと古い傷を思い出しました（笑）。

21 栗田 傷。（著者注：重要な語句で，かつ踏み込んだ振り返りのため，メンターが受け入れていることを示す意味で反復しています）

22 森 心の傷とか，劣等感とか。なぜ私は学生時代にああだったのだろうというような，教育者としてというよりは，看護学生時代のことをたくさん思い出したのです。

23 栗田 それは，どの辺りで思い出したのでしょうか。りんごの付せんを使うところですか。

24 森 りんごにも書いてありますが，思い出したのは【方法】のところです（**図22**）。（TP チャートを指しながら）この「自分自身の臨床経験を（失敗も含めて）話す」は，今でも結構抵抗感のあることなのですが，敢えてやっているのは，慢心してしまいがちだからなのです。正直なところ，私は本当に出来の悪い看護師だったのですよ。

25 栗田 そうなのですか。（著者注：踏み込んだ振り返りのため，メンティーが否定的感情にとらわれず，振り返りがより進むようにしてもらおうとして，「メンターはあなたを全面的に受け入れている」ことを示そうとして，こういう反応になりました。口調としては，語尾の上がる疑問形ではなく，弱い承認のようなニュアンスで発しています）

26 森 看護師としては本当にダメでした。患者さんの話をきちんと聞かず，掃除

機を投げつけられるぐらい怒らせてしまったこともあります。おまけにスタッフ間でもうまく関係がつくれなかったこともあり，当時は仕事も好きではなかった。そもそも私は大学受験の時点では法学を学びたかったので，大学入学時から屈折していて，通っている大学も好きになれませんでした。

　今までいろいろな過去の失敗を授業で話していると思っていたのに，やはりふたをしていた部分がたくさんあったことに気づけました。そして，あれほどダメであった過去と向き合い，ふたをしてきたことに気づけたけれど，それが「授業に活きているんだな」とポジティブに変換できたのです。

　大学教員としての自分は「できる」と勘違いしやすい。つまり，たとえば「患者さんにこういうふうに話しかけたらいいよ。その理論的根拠はこうだよ」と教室で教えるだけであれば，それなりの説得力をもって聞こえてしまう。

　ただ，理論的には正しくても，患者は納得しないということが現実にはよくあります。ですから，たとえば，実習施設で学生が受け持ちの患者とのやり取りに困って教員に相談に来たので，学生と一緒にその患者のところへ行き，自分がモデルとなろうとして話しかけてみると，患者に教員である自分もピシャッと言い返されて，学生の前なのに，ああ〜恥ずかしいって（笑）。

　でも，現在は基本的には若手の先生方に毎日の実習指導を担当してもらい，自分は時折涼しい顔をして——本当は涼しい顔をしていてはいけないのですが——ラウンドしながら「どう？」みたいな感じで病棟に顔を出していれば，目立った失敗も見せず，それなりに時間が過ぎていく。ああ，これではいけないと思っていました。

　それで思い出したのが，自分の臨床での挫折体験や，そもそもその前に看護の仕事に興味も誇りももてなかった自分の学生時代のことだったのです。

安全に振り返ることのできる環境

27 森　私がこの TP チャートを作成してよかったのは，自分が看護師としてどのような体験をしてきたか，さらには看護学の教員としてどのように成長してきたのかを安全な環境で振り返ることができたことです。

　学内でこうしたことを話すのは，立場もありますし，勇気が要ります。もちろん，自分のことを開示すれば，それなりにカタルシスを得てすっきりし，楽になるとは思います。ただ，責任もありますよね。たとえば，一緒に働く部下や学生たちは，私を頼りにしたり，一定の期待をする権利もあったりするのだから，彼らに対して「ダメだったんだよね。アハハ」では済まされない。だから，役割期待と自分が楽になることとが両立しにくい。

　だから，このワークショップでは，私は学生になった気分で，楽な気持ちで開示ができていたと思います。現在も課題だらけの自分とか，ダメだった過去の自分と

か。

28 栗田 なるほど。(著者注:ここまで森先生がずっと話していますが,その間,うなずいたり,相槌をいれて聞いています。また,実際にはところどころ間もありますが,メンターは特に口をはさまず黙って待っています)

29 森 それはすごく気持ちがよかったです。

30 栗田 こうしたことをペアになった相手にお話を?

31 森 はい,聞いてくださる人で本当にありがたかったです。それは,研修中,栗田先生がひたすら傾聴,つまり,相手が言うことを否定せずに受け入れましょうと再三おっしゃっていたからで,場に安全感がありました。そして,"旅の恥はかき捨て"じゃないですけど(笑),相手は普段一緒に仕事をしている人ではないので,弱みも堂々と見せられて,安心して自己開示できたので,気持ちが大変楽でした。

看護学を学ぶ誇りを学生がもてる教育と教養

32 森 私が大学に入学した当時は看護学を学べる4年制大学が10校程度の頃で,看護学を教える先生方も非常に苦労されていた時代でした。自分は本当にこの分野に進み続けていいのか,また,こんなはずではなかったという思いがずっとありました。つまり自分が看護学を学ぶこと自体に誇りをもてなかったという痛みの伴うつらい経験があります。だからいまも「看護学部をやめたい」「医学部に行きたい」という学生の気持ちがよくわかります。だからこそ看護学教育をよりよくしたいし,看護学を専攻してよかったと思えるようになってほしい。そのために,看護学生が誇りをもてる教育をしたいのです。そうすれば,おそらくその後の臨床での経験も変わるはずだと思っています。

33 栗田 そうなのですね。「誇り」という言葉にはご自身が学んできた環境における思いが込められている。(著者注:TPチャートの付せんの言葉との対応の確認を促しています)

34 森 そうですね。そこでたどりつくのが,「教養」という問題です。看護系の単科大学では教養科目を担当する専任教員が大変少なく,少数の専任教員と多数の非常勤講師で回している場合が多いようです。でも,その教育体制では看護師が実践を理論化して研究としていくためにも,看護学教育を改革していけるような人材を育てるうえでも,教養的な基盤が十分ではないと常々考えており,それで(指しながら)ここに「教養部の充実」と書いたのです。

　教養科目を担当する先生方が——たとえば教育学や社会学,倫理学を専門とする先生方が看護学担当の教員と一緒に学生を教育できるような環境です。個人的には看護学が独自の学問分野だとまだ自信をもって言い切れないところがあり,いまだに他の長い歴史をもつ学問分野を羨ましく思ってしまうことがあります。看護学の

高等教育化と独自性の追究のために茨の道を切り拓いてこられた大勢の諸先輩方には叱られてしまうかもしれませんが。

35 栗田　「誇り」には，学生さんたちにも誇りをもってほしいし，看護学という学問にも誇りをもちたいということなんでしょうか。学問としての「誇り」には，看護学の自立とか，そういうのもあるのかな。（著者注：誰の誇りなのか，何の誇りなのか，誇りの真意について確認をしようとしています）（**図21，75頁**）

36 森　そうですね。まさに「看護学の自立」という表現はしっくりきます。

授業の「こなしている感」についての振り返り

37 栗田　最初にお話されていた「マンネリ」についてはいかがでしたか。「こなしている感」「こなれてくる」について新しい何かはありましたか。（著者注：最初のほうで捉えた特徴的な言葉をここであらためて確認を始めています）

38 森　授業を今すぐどのように改善するかということより，語れる内容の枯渇を自ら感じ取っていたのです。というのも，自分が臨床経験を積んだ時期は年々遠くなっていくので，かなり昔の体験や学生が実習で出会った事例を思い出し，授業で紹介するわけです。だから，話がどんどん間接的になってきている。

看護学の教員が臨床の感覚を維持するのは難しい。実習指導は臨床家としての看護の仕事とは違うし，患者との関係性で言えば，学生指導は間接的な「遠隔操作」のようなものです。だから，自らが患者に対峙することがほとんどなくなり，直接痛い目にも合わなくなった分，わかった気になってしまったり，いつか語れることがなくなっていったりするのではという恐怖感がある。そして，この恐怖感への感度を下げるための方策が教育のマンネリ化にも結びつきます。結局，語れることが少ないから，いつもこなれたことを話してしまう，そして説得力をもたせようと必死になってしまう。

そこで，材料を取りにいけばいいんだと考えたのです。私は「大学校祭」という本学の文化祭でナーシング・サイエンス・カフェを主宰したことがありますが，これをもっと拡大して，たとえば中高生との交流会を開き，今の中高生が何を知りたいのかを聞いてみたり，「社会と看護」について一緒に考えたり場をつくりたいと思いました。

自分の語れることが枯渇していくことを嘆くばかりではない。たとえば，地域だったり，社会だったり，外来や病棟にこだわらなくても，さまざまな交流から自分の授業で語れるものが得られると気づけたことが大きかったです。

39 栗田　TPチャートの青い付せん1つひとつが，マンネリを解決する目標になり得ているということなのですね。

40 森　そうですね。青い付せんにあるのは「これからやろう」というもの。精神障害当事者との交流会を企画・運営しようとか，学生たちと看護職と私との共同研

究。看護職との共同研究はすでに実施しているので，それに学部の学生たちも巻き込んでみようとか。

　そうしたら，それ自体がすごくアクティブな試みだと。教室の黒板の前で事前に準備したことを話すだけではなく，看護師と私との対話を学生に見せること自体も教育になり，私も看護師さんたちと語り合うことで忘れかけていた臨床感覚を少しずつ取り戻せるかもしれないし，緊張感から感性を研ぎ澄まそうとするかもしれない。今までは，看護学の教員は医学部教授とは異なり，外来や病棟での実践は続けられないのだから仕方がないと言い訳し，自らをなぐさめていたけど，授業の素材を得に行くのは病院じゃなくたっていい，地域に出ていってみようと思えたのは，このTPチャートをつくったからこそ。そして，それを授業に活かす。

多様な人が集まる場でTPチャートを作成することの価値

41 栗田　学内で研修をやるより外の研修に参加するほうがよいのでしょうか。（著者注：ここは少しメンタリングから離れ，TPチャートそのものについてのお話です）

42 森　そのように思います。

43 栗田　この研修は，特に，大学だけでなく中高の先生も参加されますが，ペアで組むとき，学校種や専門領域が違うことへの不満はほとんどありません。同じような理念を共有できたり，共感できたりすることも多いようです。

44 森　まったく専門領域が異なるのに，共通項が見出せたということ，確かにありましたよ。

45 栗田　共通項も，新しい視点もあり，また，同じような感覚も共有できたり。

46 吉田　そして，しがらみがないですよね。

47 森　それから，研修会を振り返って感じるのは，TPチャートを作成するために，東京大学という場所に出かけてきたということも大きかったように思うのです。

48 吉田　ああ，他の場所，ということですね。

49 森　そうなのです。普段の自分の職場ではない大学あるいは知を刺激するような場所へ。場所を変えるというのも，大事な要素だなと思いました。

　とかくFDは学内で企画し，実施も学内が多いですよね。それらはFDの参加率を上げるためには重要なことですが，敢えて環境を変えるというのは，それなりの緊張感もあるし，モチベーションも上がります。

50 吉田　なるほど。

51 森　同じTPチャートで，講師も同じだとしても，普段の職場とは異なる環境で，皆で大移動してきてやるのでは違うかもしれないなあって。それによって独特のエネルギーをもらうような気もしました。もちろんそのための準備が必要とは思いますが。

52 吉田　そうなのですね。

53 森　ですから，非日常的な環境で，適度な緊張感をもって，たまたま隣り合わせた知らない人と一緒にやるという形式は，よかったなと。学内の教員同士でやると，予定調和になってしまうかもしれない。

　この研修がよかったのは，ペアを組むのが全然知らない人同士という点です。初めは緊張も警戒もするし，自分の授業，というか教育を評価される怖さや不安もありました。でも，あたたかい雰囲気のなかで，最後は本当に参加者が皆さん笑顔になっていたことと，感覚的に楽しかったことが記憶に残っています。

TPチャートと「べき」論

54 森　看護系大学におけるFDの特徴を考えてみた場合，看護職は一般に真面目な人が多くて，チーム（集団）で活動するうえでは協調性も求められるため，たとえばFDなどで実施するグループワークは実のところ，「こうあるべき」という信念に則った話の展開になる傾向があり，抽象論に終始しがちで，なかなか深まりにくいという特徴があるように感じています。

55 栗田　"べき"だけでいくからですね。

56 森　そうなのです。もちろん，"べき"でいくのがいけないことは頭ではわかってながら，とても概念的あるいは理想論的な話になってしまうのですよね。大筋正しい結論に至っても，翌日からの教育にその結論を活かせるわけでもなく，私は歯がゆいと感じることのほうが多いです。

57 栗田　「こうあるべき」の背後には「なぜそう思うのか」という理念が隠れていることが多い。"べき"は，一種「方針」としてそこで思考停止が起こっているのではないでしょうか。なぜそう思うのか，もう一段深いところを考えてみるとよいかと思います。

58 吉田　そうですね。あるいは，「べき論」でいわば抽象的なことだけでディスカッションが済んでいるのではないでしょうか。これは聞いた話で，少し抽象度が高い説明になりますが——ある教育理念のもと多くの先生方が実際にそれを実践していた。そのうちの先生のおひとりがこのTPチャートを作成し，具体的にやっていることを挙げていったところ，その「理念」がどこにも出てこなかったという（笑）。

59 森　つながらなかったのですね。

60 吉田　そう，本当はその【理念】が出てくるはずなのです。TPチャートのよいところは，具体的な行いから理念をひもづけて考える点です。だから，「べき論」は，具体的なところにひもづけられなくて外れていくのかなとは思いました。

61 森　大変腑に落ちるお話です。

62 吉田　たぶん，べき論では，抽象度の高いレベルだけでしか話してないという

ところが問題です。実際に何をやっていますか？　となると、「ん？」ってなる。

63 森　そういう意味でも、TPチャートは、そこに気づかせるための仕組みなのですね。

64 吉田　そうです。具体的な活動から積み上げていくことが大事だと思います。

65 森　それが本来の使い方だということがわかりました。本日ここへ来てよかった（笑）。一段一段記述していく、頭で考えるのではなく、事実を想起しながら書いていくという方法なわけですね。

66 吉田　おっしゃるとおりですね。

67 森　それをやればちゃんと、自分の理念と結びついているか、離齬があるかも確認できる。今日の収穫です（笑）。

　もう1点お聞きしたいのですが、そういう場合、理念のためにどのような方法をとったらよいのか、つまり、その**【理念】**の達成のために**【方法】**の欄に戻って考えたりもしていいわけですよね。

68 吉田　もちろん、もちろん。

69 森　つまり、今のTPチャートにはまだ表れていないけれど、ではこれからどうしたらいいのか、TPチャートの項目の間を行きつ戻りつしながら発展させていくということですね。そこも面白いですね。TPチャートを見直すうちに、動きが出てくるということですよね。

看護師像における「教養」の価値

70 森　看護学の学部教育では、看護師の国家資格の取得は大前提であることから、大学の中には100％の合格率を保証するため、一問一答みたいな学習法や徹底した繰り返しなど、国家試験対策予備校のような教育を行わざるを得なくなってしまっているところもあることを危惧しています。

　だからTPチャートに「アカデミックに看護学を学んでほしい」と書きました（**資料5**、72頁）。私としては、卒後も学び続ける人になってほしいし、先ほど言ったように、誇りをもてるようにするためには、知的好奇心を刺激する授業をしたいと思っています。

　実際には授業が過密で余裕はありませんが、国家試験の出題基準ど真ん中の内容ではない、全然違った話をしてもいいのではないかと考えているのです。

71 栗田　お考えの看護師像というか、育てたい看護師像が、「知識やスキルがある」だけではないということですね。（著者注：ここでまた、メンタリングに戻ります。おっしゃったことを言い換えて看護師像について確認をしています）

72 森　そうですね。看護職は、人間的な幅とか教養とか、そういう知的な基盤を備えているべきではないかと思っています。というのは、それが深い患者理解につながると思うからです。また、多忙な看護の仕事に追われていると社会の動きに疎

くなることがある。社会情勢を読み解き，書物に書かれた内容を受け止めるためには「教養」が必要だと思っています。

73 栗田　「教養」について，もう一度わかりやすく言っていただけますでしょうか。（著者注：「教養」という言葉が，前半の「看護学の自立」とは違う意味づけで出てきたようなので，ここでの「教養」の意味を再確認するため，もう一度尋ねました）

74 森　看護学以外の学問分野の知識とか技術とか，でしょうか。あるいは，もっと広く言えば，他者との交流というか，社会との接点などから得られる学び全般です。

75 栗田　よりよい看護につながり得るものとして，でしょうか。

76 森　つながるはずだ。国家試験の出題基準に則った学習内容をきちんと学んでいれば，看護師としての最低限の知識は満たされるのだと思います。でも，患者と接していくために，看護師も社会との接点をもっともっていなければならず，そのためには「教養」が必要だと思うのです。問いへの回答からちょっとずれちゃったかもしれません。

77 栗田　いいえ。社会と接点をもつ，「教養」をもつことで，患者さんとの何がよくなる……？（著者注：「ずれちゃったかも」に，大丈夫ですよとまず，応答しました。しかし，「よりよい看護」のためにどう「教養」が必要なのか，少し飛躍があったので，どこに影響がありそうなのかをあらためて尋ねました）

78 森　たとえば，看護師として必要最低限の知識や技術は提供しているけれど，実は患者のほうであきらめたり遠慮してくれたりすることで日々の業務が成り立っている，というのは，よい看護ではないと思っているのです。

　だからこそ，看護学教育はそれが感じ取れるような感性を育てなければならないと思いますし，患者という対象を的確に理解する能力が高い人になってほしい。実際のところ，人を"理解する""わかる"なんていうのは言うほど簡単なことではありませんが……

79 栗田　わかり合える，ですかね。患者さんにもわかってもらえる……。（著者注：「わかる」ということのもつ意味をクリアにしてもらおうと，森先生の言葉に続けています。語尾はあまりクリアにせず本人のつぶやきに近い印象をもたせました）

80 森　はい，患者にもわかってもらえる。自分自身のこともアサーティヴ（注：自他を尊重した自己表現）に伝えることができ，患者のこともわかるというように。あるいは，自分が「わかっていない」ということをわかる人になってほしい。わかった気にならず，患者のほうがあきらめてくれている，引き下がってくれたのだ，ということを感じ取れるように，と思っていて，それが「感性」であり「教養」だと思っているということです。

81 栗田　この「教養」や「感性」というお話は，【理念】として書いてあることのどこかにひもづいていますか。（著者注：ここで語られた「教養」の価値と「感性」と

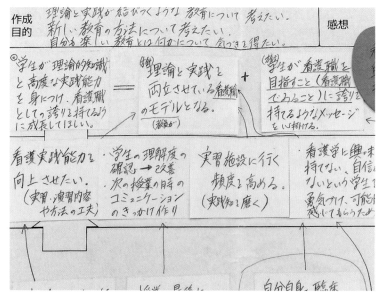

図23　TPチャートの【理念】の部分

いう言葉はTPチャートに表れていなかったので，確認を促しています）

82 森　（TPチャートを指しながら）この「理論と実践を両立させている看護職の
モデルとなる」は，理論だけで実践はできないという実感から出てきたものです
（**図23**）。理論というのは教養ともつながりますが，やはり実践経験のなかで培う
ものがある……。何て表現したらいいのかな。教室で行われる授業で教授する理論
も，臨床実習で指導する実践も，看護教育の一環です。それらは截然と分けられな
いけれども，理論だけで実践はできない……。どう言ったらいいのでしょうね。

　もう一度，問うていただいた質問というのは？

83 栗田　「わかり合いたい」とか，「患者さんにあきらめさせない」とか，「看護師
側も感性をもって」というのは【理念】として，現れているのでしょうか。（著者
注：森先生が大事だと考えているように思える言葉を繰り返し，それがどこにひもづいて
いるかを確認しようとしました。新しい理念が見出されるかもしれない，という予測があ
りました）

84 吉田　具体的に言うと，もしかしたら今TPチャートに書いてあること以外に
【理念】として，もう1つ要素がつけ加わりますか。（著者注：栗田の問いかけが伝わ
りにくかったので，補足しています）

心の「ざわつき」が重要

85 森　たとえば，教室で行う授業は理論や定義だけでもそれなりに成立してしま
います。ですが，臨床の現場に行ってみると，エビデンスにもとづいた方法のとお

りに行ってもうまくいかないこともあります。

　だから，看護教員が定期的に実践の場に身をおくことは大事であると思っています。自分が授業で，あるいは実習控室で机上の空論を語っていないか，振り返るチャンスになるわけです。〔TPチャートにある付せん（**図23**）を指しながら〕「理論と実践を両立させている看護職のモデルとなる」とは，看護教員として教室で完成された理論を説明するばかりではなくて，現場に自ら身を運び，試行錯誤のなかでこのやり方では通用しない場合もあると自らも気づき，学生ともそのことについて対話する機会を通じて，教育を変えていくといったことです。

86 栗田　すると，この理念は，教員としてのあり方でもあり，学生にこう学ばせたいというような理念でもある。（著者注：森先生の語ったことを別の言葉で言い換え，まとめをして確認をしています）

87 森　そうです。授業空間と臨床実習の空間を融合させたいし，その間に立つ自分，その両方を行きつ戻りつしながら，理論と実践を両立させる看護職としてそこに立っていたいという思いがあります。私が目標としていることは，実習施設に行く頻度を高めることです。実習施設に行けば，患者や学生と接することを怖いと思ったり，臨床指導者と話をすることを不安に感じたり，自分自身が心揺れることが必ずありますから。教員経験が長くなるほど，そういったことから遠ざかる仕組みになっていることは，まずいという気がしています。いろいろと心ざわつかせることが教育に活きるのではと思っているからです。

　それが（付せんを指しながら）この「理論と実践を両立させる看護師」であり続けるコツだし，授業をマンネリ化させないための方策だとも思います。

88 栗田　今のお話は，どちらかというと，ご自身がこうありたいという——もちろん学生さんにも結果的にはいい効果が及ぶにしろ，根本的には自分を保ちたいという……。（著者注：学生さんの学び方というよりは，ご自身のあり方についての話であったことの確認を促しました。また，ここで「ざわつく」という言葉が初めてでてきており，特徴的な言葉として注目をしています）

89 森　理論と実践を両立させている看護師でありたいという，あるいは教育者でありたいということでしょうか。モデルとなることで，学生によい感化を与えるはずだという，それは言葉以上の力をもつはずだという思いがあるのです。

90 栗田　自分が安定しない——安定という意味は，いまはよくない意味で使っていますけど，ざわつくとかもけっこう大事なことなのですね。（著者注：もともと「こなしている感」や「マンネリ」を問題意識として言及されており，「ざわつく」が森先生にとってとても重要なキーワードと考えられました。これが理念につながりうる言葉である気がして，確認をしました）

91 森　そのように思います。心を騒がせられる，揺さぶられるとか，そういうことが看護教員にも常にあるべきだと思います。

先生にざわつきも大事だと言っていただいたことであらためて思い返すと，ざわつくとか，心ゆさぶられるとか，そういう体験が年々減っている。教員である自分がそういった緊張に耐えられない，あるいは緊張している場合じゃないという場面が多いから，どうしても感度を下げて，ざわつかせないようにするのが，術として年々身についていくのだと思うのです。

　今日のように日常とは違う場所に出かけてくる体験も大事だと思っています。自分が知らないことに気づくって，怖い体験です。自分の勉強不足を自覚し，恥ずかしい，どうしようって，焦る体験。そういう「焦る」とか「心ざわつかせる」体験は，ネガティブなことではないということですよね。（著者注：森先生にとって，「ざわつく」が重要な言葉であったために，一気に話されました。ご自身で「ざわつく」の意味もポジティブに引き取られました）

92 栗田　ですね。（著者注：ご自身ですべて引き取られたので，短い追認で済ませました）

93 森　それを自分に課す必要があると思っているから──どうしても主語が自分になりますね。

94 栗田　いえいえ，いいのです。（著者注：本人のメタ認知に対して，その認識でよいことを追認し安心して振り返りに戻ってもらおうと思っています）

95 森　自分が変わらなければと思っているから，きっと主語が自分になってしまうのでしょうね。学生は柔軟だから，教員が変われば，相互作用で活き活きと変化していくのではないかという思いがあり，教育の方法を変えるというよりは，教員である自分が変わるというか……。

96 栗田　だから「モデル」という言葉も出てくるんですよね。

97 森　まさに。自分が変われば，おのずと教育が変わり，学生がその影響を受ける。

98 栗田　「ゆさぶる」とか，「ざわつく」というのが，患者さんとの対峙のときの「わかり合える」というところにはつながりますか。アンテナを立てておくというか。（著者注：「ざわつく」が，患者さんとの対応に具体的にどう活かされるのか，について考えを促しました）

99 森　つながります。自分では「その話につながっていかないな，われながら」と思っていましたが，栗田先生に言っていただいて，ようやくつながった感じがします。

　看護職は患者との間でも巧みに心をざわつかせないことができるようになっていきます。それは看護職の感性が低いのではなく，看護職として生き延びるため，感度を下げたり鈍らせていくことで自分を守る。防衛機制であり，一概にそれがいけないとは言えないのですが。けれども，患者の側に立てば，看護職との間にガラス1枚入っているという感触がきっとある。相手に届いていないと感じたり，疎外感

を感じている。だから……

100 栗田　ほどよい，ね。（著者注：本人の言葉のように続けます。これまでの対話から，看護職は「ざわつくこと」と「防衛」のはざまにあると考えられそこに葛藤があることから，その状態を「ほどよい」という言葉で表しました）

101 森　はい。それから，「ざわついても戻せる」という感覚を身をもって示したい。ざわつかせるポジションに身をおいて見せ，ときどき安全地帯に戻して英気を養って，また戻ればいいということをなんとかして伝えたいのです。

　患者さんとわかり合うためには，ざわつかせるための感度が大事。同時に安全地帯を用意すればいい。その安全地帯のつくり方もなんとか伝えつつ，大丈夫だよというメッセージを伝えたい。

102 栗田　失敗の経験において，ざわついたところからこう戻ってきたと，学生さんに見せる教員。「きちんと」ざわついて，患者さんのことをわかってあげて，かつ自分も保てる，という看護師。（著者注：「ざわついても戻せる」ということは，あらたにご自身で気づかれたことなので，それをまとめ，繰り返して，お返ししています）

103 森　私自身は「ざわつかなくなること」がプロフェッショナルであると学生時代に信じていましたから，ざわついてしまったときに，自分は看護師失格だと思ったのですよね。ああ，もうダメだ，自分は感情のコントロールができない，看護師には向かない，と思ったのです。

　でも，むしろ環境に巻き込まれたり，ざわつくという感性が看護職には必要だと，最近になってやっと気がついた。だからそれを教育で学生に伝えたい。「あなたの自然な感覚を失わないでね。それをコントロールできることが必ずしもいい看護職じゃないんだから。でも，ざわついたままだったらあなたが疲れてしまうから，ざわついたときに，どのようにそれを安定させるか。その方法さえ知っていれば，無防備に飛び込むより，ポキッと折れずに働き続けられる。柔軟に，しなやかに乗り越えられる強さを身につけられるから」というのをなんとか伝えたいのですが，まだうまく伝える方策を模索中です。でも，これを機にそれを伝えよう，伝えてみたほうがいい，と思うようになりました。

「ざわついても戻せる」ための教養

104 栗田　それは，ひょっとして間違っていたらごめんなさい，教養が助けになるかもって……。（著者注：103で述べられたことが，「教養」の価値につながっているのではと感じました。そこで，ある程度確信はあったものの，ここで「教養」という言葉を出すのは本人に唐突感を感じさせるかもしれなかったので「間違っていたら……」という出だしでかなり控えめに伝えました）

105 森　そうかもしれません。違う世界を知るということなのでしょうね。だから，教養，教養と強調しているのはたぶん，誤解を恐れずに言うと，自分が看護学

のなかにうまくヒントを見つけられなかったから，なのでしょうか。

106 栗田　というか，看護学という1つの領域としてプロフェッショナル，いわば狭く深い世界ですよね。一方，教養というのは，広くていろんな視野・視点があり，巨視的にも見ることができるから，自分の狭く深く極めていることに対して，違う照らし方ができるのではないでしょうか。（著者注：看護学をネガティブに捉えられてしまいそうになったので，専門領域と教養の捉え方について，ここは著者の個人的な意見を表明しました。そして，森先生の「しなやかに乗り越えられる強さ」を身につけるうえでの教養の価値について考えてもらおうとしました）

107 森　そうですね。きっと他の学問分野にふれることで，自分が膠着状態になっていた状態から，「なんだ，ここに風穴が開いている」みたいに気づくことができたら，行き詰まらずに済むという。

　人との出会いばかりでなく，他の学問領域との出会いも，それを保証するのかなと思います。そこにしなやかに乗り越えるためのヒントが見出せるかもしれない。

　それで私はこんなに教養教育を充実させたい，多様な分野の先生ともっと話がしてみたいと思ったのですね。ようやくつながってきました。

　私，教養教育に対する自分の考えはけっこういろんな人にぶつけているんですよ。でも，今までなぜ自分が他の学問領域の人とのかかわりをこれほど渇望しているのかわからなかったのです。自信のなさとか，劣等感かなと解釈していたのですが，自分の看護実践や教育の行き詰まり感を払拭したり，膠着状態を打開するためのキーがそこにあるということを無意識に選び取り，期待をしていたのかもしれません。

　だから，私の教養のイメージは盤石な，強い「基礎」です。その上に載せるものが多少不安定でも，基盤がしっかりしているわけですから，逸脱したところで安全な範囲で収まりますよね。

「誇り」を育む教育

108 吉田　もう1つ伺ってもよいでしょうか。「誇り」という話もありましたよね。その「誇り」と，先ほどの話はご自身のなかでどういう関係性になりそうですか。（著者注：「誇り」との対応がまだ，明確にはなっていなかったので，確認をしています）

109 森　よりよい実践家であるためには，自分自身に自己肯定感や自尊感情が育っていなければならないと思っています。それは自分自身が決してよい実践家ではなかった，看護にまつわる自己肯定感や自尊感情が十分育っていなかったと思っているからなのです。

　患者は病気になったことで，自己コントロール感を失ったり，無力感に陥り，その状態に対する八つ当たりのような怒りを看護師にぶつけてくることもあります。そのとき，看護職に自尊感情がなければ，深いところでそうされても仕方がない自

分という自己認識に至ってしまったり，負の連鎖によって仲間同士で傷つけ合うことになりかねない。

　「誇り」と自尊感情には密接な関係があると思います。「誇り」は，看護基礎教育の段階で教員などが学生に対して，いかに思いやりや共感性をもって関わったか，そして，学生が自信をもてるような学習ができたかどうかによって育まれるのだと考えます。

　また，それは看護専門科目の学習とともに，先ほど話題にした教養を身につけることで，自分の立場を相対的に捉えて言語化する力を身につけたり，自信をもてるかが，結局患者に対峙するときにも武器になると思うのです。対象と対等であり続けるために。そうでなければ，患者への対応の質はいつまでたってもよくはなりません。

110 吉田　そうなのですね。

111 森　私はそう思います。医療者が患者にやさしいか，共感的かといったら，必ずしもそうではない。むしろ冷たく感じられたり，事務的だったり。でも，それは看護職も十分ケアされていないことが背景にあるのです。過酷な労働環境におかれたり，他職種との関係のなかで自尊感情を保てないような状況，さらには患者に怒りをぶつけられたり，悲しみと向き合ったりしなくてはいけないところで常に働いているのですから。看護職が対象に共感的にふるまえないとしたら，看護職も環境によってケアされていないということもあるのではないかと考えます。

　同時に，看護基礎教育の段階から自尊感情とか自己肯定感を育てなければ，いずれ臨床の現場を去ることにつながるでしょう。そのためには，教育に関わる教員自身が自尊感情をもち，学生をケアできる能力を身につけることが必要ですし，教員が学生を尊重しケアすることは，めぐりめぐって将来看護職となる学生の患者へのケアの質にも還元される。その基本には「教養」があるのではないかと思っています。自信がないからこそ，誰かをおとしめたり傷つけたりして，自分を保つわけです。自分に自信がある人は，他人を尊重するでしょう。

112 吉田　先ほどの「ざわつく」がたぶんキーワードだと思いますが，そのざわついたところから安心して戻ってこられるための 1 つの要素に，誇りや自尊心が寄与していると考える，さっきの話とも確かにつながるんだなというのが……。

113 森　そうですね。つながっているのです。つなげていただいたと思います（笑）。

114 栗田　もともとつながっていたものが，見つかっただけだと思いますよ。

（おわり）

座談会のまとめ
──メンターからの問いかけのポイント

　今回の座談会では，メンターの問いかけをきっかけにして，看護師として高い知識・技術は前提として，質の高い看護における「ざわつく」ことの大切さ，そして，「ざわついても戻って来られる」ための「教養」「誇り」の価値などの教育理念の深い理解，そして，それらがつながっていることに森先生ご自身が気づいていく過程がありました。

　ティーチング・ポートフォリオの作成は3日間を要し，そこでていねいなメンタリングが行われ深いリフレクションが促されますが，今回のTPチャートを用いた対話によるメンタリングにおいても，かなり深いリフレクションがご自身によってなされているということができると思います。

　このリフレクションにおいてメンターのあり方や問いかけは重要ですので，ここでまとめておきます。まず，メンターは，本人の振り返りを極力妨げないように「在る」ことをこころがけます。そのためには，本人の言葉を受容することが重要です。実際のメンタリングにおいて，メンターの問いに対して一般的にメンティーはなかなか的確に応えることはなく，そのときの関心ごとが語られることが少なくありません。その状況を受け入れて真摯に対応する，つまり，その話題についてはきちんと対応し，そのうえで本来の問いに引き戻す，というメンタリングの進行のたづなを握るという意識が重要です。そのためには，常にメンタリングを「いま少し問いに対してずれた」「もう少し深められそう」などのメタ認知をしておくことも必要です。つまり，メンティーに寄り添いながらも，メンティーよりも一段高い視点でメンティーのリフレクションを捉え続けます。

　また，問いを発する根源としては，TPチャートには書かれていないけれども，本人の口から無意識のうちに何度も出てくる言葉や初めて出てきた特徴的な言葉を捉えます。それをメンティーが意識できるよう復唱したり，言い換えたり，まとめたことを問いかけたり，つながっていそうなところを示していきます。これらによって，本人の力で教育理念の深まりを促していきます。そこにメンター個人の「意見のおしつけ」はほとんどない点も留意してください（今回著者が個人の意見を述べたのは，専門と教養の関係に関する**105 栗田**のみです。専門領域がネガティブにとらえられそうになったので，伝えたものです）。

　まずは，メンティーに敬意をもち，メンティーの話をよく聴き寄り添うところから始めていきましょう。

ティーチング・ポートフォリオ（TP）を理解する

TPはリフレクションにもとづいた教育活動に関する文書である

TPの形式と基本構成を知る

ここでは，ティーチング・ポートフォリオ（TP）をあらためて少し詳しくとりあげます。TPと一口にいっても，作成の対象となる教育活動の期間や作成の目的によってその形式や構成は多様ですが，ここではTPチャートの開発のもととなり，特にリフレクションを重視したTPを紹介します。すなわちここで扱うTPとは，教員が自身の教育活動についてのリフレクションにもとづいて記述した7〜10ページ程度の本文とその内容を裏づける根拠資料から構成される文書です。

本文の構造

TPの本文には，大きく，【責任】【理念】【方針・方法】【改善・努力】【評価・成果】【目標】という構造があり，だいたいこの順番で配置されます。この構造は教育活動に対して理念を軸にした一貫性をもった枠組みを与えるものです。具体的には，これまで行ってきた教育活動について，活動の範囲をまず【責任】として定め，【理念】を掲げ，【理念】に具体的にひもづく形で【方針・方法】を整理し，さらに【改善・努力】を挙げます。さらに教育活動の成果や評価を【成果・評価】としてまとめ，最後に，現状から理念に近づくための【目標】を設定します。

しかし，実際の目次の見出しや順序はこのとおりにする必要はなく，教育活動をもっとも表現しやすい形でかまいません。たとえば，研究との関係性を特に記述したい場合には，目次として独立して立ててもよいのです。

以下，簡単に各要素について説明します。基本的にはTPチャートと同じです。

責任：TPにおいてリフレクションの対象となる教育活動となる事実を記述します。期間としては，作成目的にもよりますが直近の3〜5年程度とすることが一般的です。授業科目の他，病院実習の担当，研究室指導，担任，寮の主事，カリキュラム開発，新任教員指導，他所での非常勤講師，公開講座担当，クラブ・サークル活動の監督・顧問，など，自分が教育活動とみなせると考えるものは基本的に含めます。

理念：教育活動における自分の行動原理となる重要な信念や姿勢でありTPにおけるもっとも重要な部分です。理念とは，どのような学生，看護師を育てたいか，教育者としてどうありたいか，学問をどのように考えているか，などに対する自分なりの答えになります。

方針・方法：教育の理念を実現するための方針やその方針を具体化した方法を記述します。自分の教育活動において行っている授業の組み立て方，適用している教授方法，評価方法，学生への接し方などを具体的に記述します。

改善・努力：これまで教育をよくするために行ってきた改善の事項，あるいは日頃教育の質向上のために行ってきた努力について記述します。具体的には，「改善」としてレポート課題評価へのルーブリック導入など，「努力」として研修への参加や資格の取得，授業方法に関する勉強会の実施，などが挙げられます。

成果・評価：教育活動を行った結果としての学生の成長や成果，あるいは，学生・第三者からの評価を記述します。前者の「成果」は，授業前後での学生の能力向上の証拠，学生の卒業論文，研究発表，就職などが具体的な成果として記述されます。一方，後者の「評価」は行った教育活動に対する学生の評価や他者からの評価，教育活動に関する受賞歴を記述するものです。自身の理念に従い方針を立てて，それに沿った方法を実行したことが結実したこと，などをまとめる部分です。

目標：理念の実現に向けた今後の展望として記述します。短期目標・長期目標を区別し，1,2年で実現できるものを短期目標，5〜10年といった長期的なものを長期目標として設定します。

　以上が基本的な構造です。この他，管理職ならではの活動や，臨床活動あるいは研究との関連についての言及を追加するなど，基本的には各人の教育活動がもっともよく表現される形での目次を設定します。

根拠資料

　TPの本文の記述は，根拠資料（エビデンス）によって裏づけを行います。これは，本文の内容が実態を伴っていることを示し，記述の公正性を担保することが目的です。後に取り上げますが，TPの作成目的が，教育業績の評価資料として用いるため，つまり教育活動をTPとして他者に公開し，判断をしてもらうためであれば，「根拠資料が伴う」というのは重要な考え方です。日本では，TPがそもそも普及途上にあるため，教育活動にエビデンスを求めるという文化がまだなじみがありませんが，TPの活用における1つの鍵になります。

　ここでの「エビデンス」とは，いわゆる厳密なものを指すわけではありません。たとえば，「責任」として記述された授業科目があれば，シラバスがエビデンスとなり，「評価」として「授業評価が平均に比べて高い」という表現があるならば，その授業評価データがエビデンスとなります。

　TPが紙媒体で作成される場合には，A4サイズのファイルを用意し，本文の後ろに，タブなどで整理されたエビデンスを一緒に綴じ込んでいきます。ファイルに綴じ込めないものは要求があればいつでも出せるように保管しておきます。また，TPがデジタル化されている場合には，エビデンスもまた，リンク先に保管される

形で整理します。

TP 作成の意義は，より深いリフレクションと教育業績の可視化にある

　TP の作成は TP チャートに比べて時間がかかりますし，労力も必要です。しかし，TP チャートの作成だけでは到達できない作成の意義があります。ここでは，TP の意義についてその作成プロセスおよびプロダクト（成果物）という観点から考えてみましょう。

　まず，TP の作成プロセスは，TP チャートよりもさらに深いリフレクションを促し，それが教育改善につながります。まず，TP チャートが扱う教育活動は直近 1 年ですが，TP の場合は直近数年であり，より広い範囲を俯瞰することができます。また，TP 作成においては，一般的にはメンターという作成支援者の助けを得てより深いリフレクションを行います。TP チャートは TP 作成における事前課題として位置づけられますが，たいていの場合メンターとの対話から TP チャートに書き出された理念よりもより深い，また，よりしっくりくる理念が見出されます。

　また，自分の教育の理念を文章にすること自体も深いリフレクションを促します。TP チャートにおける付せんに記された事項を文章としてつないでいく必要があるため，自ずと精緻な関係性を探ることになるためです。そして，教育活動が文章として教育理念を軸に一貫性をもって綴られると，不足に感じる部分や「こうしたい」と考える部分がより明確になり，それらの気づきが改善を待つ箇所となって浮かび上がってくるのです。自らの教育理念によって教育活動が見渡せることで，たとえば，「なんとなく新しい方法を試してみる」という「形だけの改善」に陥ることを防ぐことができます。

　また，作成されたプロダクト（成果物）としての TP は，他者に了解可能な形で，教育活動を多角的かつ質的に捉え可視化することができます。TP は教育活動を理念や方針をいかに具体的に実現できているかという形で自己評価を行い，その記述を根拠資料（エビデンス）で裏づけながら整理します。そのため単なる「量的」な情報の列挙ではなく，教育活動の「質」について多角的かつ意味をもって説明する業績評価資料として，用いることができます。「どんなに素晴らしい教育を行っているのか」ということを判断できる業績評価資料として機能するのです。

　さらに，教育活動が TP という形で可視化されることで，他者との共有が容易となります。同じ学科の教員が TP を共有することで，カリキュラムとしての一貫性・整合性を高めたり，優れた教え方，教育理念などの共有がなされたりすることによって，教育の質の全般的な向上が期待されます。また，TP の発信による個人あるいは組織としての教育力の高さのアピールにも活用することができます。TP チャートは作成者本人の説明がないと理解することが難しいですが，TP はその点

文章になっているため，他者による了解可能性が高いといえます。

海外ではTPは広く普及しており，日本でも普及しつつある

　TPは1980年代にカナダで開発された「Teaching Dossier」がその起源です。その後米国で急速に普及し，現在は北米，ヨーロッパおよびオーストラリアなどにおいても広く知られています。特に，米国では，テニュア（終身在職権）制度のもと教育業績の評価資料としてほぼ必須の資料となっています。米国はティーチング・アシスタント（TA）制度が学部教育に根づいており，TAとなった大学院生が学部生に対して授業を行うことが一般化していることから，TAとしての教育活動をTPあるいはもう少し簡略化されたティーチング・ステートメント（TS）としてまとめられ，それらが一般的にアカデミック・ポストの候補者選考時における教育業績評価の資料とされています。

　一方，日本でも1990年代にTPの概念が紹介されていますが[4]，あまり注目されることはありませんでした。1990年代当時は日本では授業評価がようやく普及期に入った時期であり，高等教育が，多角的な教育業績評価の方法，あるいは教員自身による教育へのリフレクションという取り組みに目を向けるには，まだ，機が熟していなかったといえるでしょう。日本でTPの認知度が高まり始めるのは，2008年の答申「学士課程教育の構築に向けて」[5]において大学に期待される取り組みとして言及された頃からといえます（**表11**）。この時期よりTPの具体的作成方法が提案され，TPに関する書籍なども出版されていきますが，教育業績評価資料としてよりも，リフレクションによって理念を見出し教育改善につなげるための方法として普及を始めています[6]。

TPワークショップでの作成を推奨される理由を知る

　TPの作成の意義は深いリフレクションと教育業績の可視化にあることをすでに述べましたが，TP作成ワークショップはTPの質を担保しようとする仕組みの1つとして位置づけることができます。

　日本で行われているTP作成ワークショップは，TP開発者のセルディンによっ

表11　答申においてTPが初めて言及された中教審答申「学士課程教育の構築に向けて」(2008)[5]

教員の人事・採用に当たっての業績評価について，研究面に偏することなく，教育面を一層重視する
大学として，自学の教員に求める役割・責務，専門性等を学内外に明らかにする。評価に際しては，教員の自己評価を取り入れる。（中略）・・・さらに，授業改善に向けた様々な努力や成果を適切に評価する観点から，教員が教育業績の記録を整理・活用する仕組み（いわゆるティーチング・ポートフォリオ）の導入・活用を積極的に検討する。 （p. 43 第3章　大学教職員の職能開発）

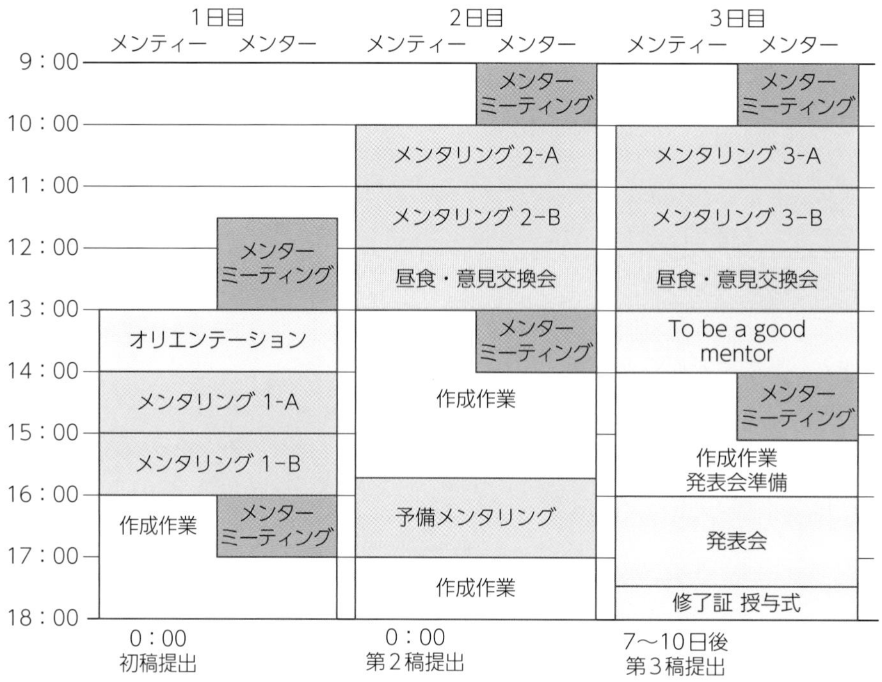

1日目　　　　　　2日目　　　　　　3日目
メンティー　メンター　メンティー　メンター　メンティー　メンター

9：00

| | | | メンターミーティング | | メンターミーティング |

10：00

メンタリング 2-A　　メンタリング 3-A

11：00

メンタリング 2-B　　メンタリング 3-B

12：00

メンターミーティング　昼食・意見交換会　　昼食・意見交換会

13：00

オリエンテーション　　メンターミーティング　To be a good mentor

14：00

メンタリング 1-A　　作成作業　　　　　　メンターミーティング

15：00

メンタリング 1-B　　　　　　　　　　　作成作業 発表会準備

16：00

作成作業　メンターミーティング　予備メンタリング　　発表会

17：00

　　　　　　　　　　　作成作業　　　　　修了証 授与式

18：00

0：00　　　　　　0：00　　　　　　7〜10日後
初稿提出　　　　　第2稿提出　　　　　第3稿提出

図24　TP作成ワークショップのスケジュール例

て米国で実施されている3日半のプログラムをふまえ，事前課題の整備や作成支援者の支援方法や進行の合理化などを含めた改善を行い，日本において普及しうる2日半の形式としてあらたに開発されたものです（**図24**）[7]。現在は日本においても，定期的に作成ワークショップを開催する高等教育機関が増えてきました[8〜10]。TP作成の質は，実施されるワークショップの質によって担保するという考え方からワークショップ・スタンダードも提案されています[11]。

　TPは書籍などを参考にすれば独力での作成が可能であるものの，集中型のワークショップにおける作成が推奨されています。それは，先述のとおり作成プロセスの質を担保できる点にありますが，では，何をもって質を担保しているのかについてさらに見ていきましょう。これらは独力で作成する場合においても，TPの作成のしやすさやTPの質を高めることに寄与する点と捉えられますので，ワークショップに参加せず作成する場合にも，取り入れられるところは取り入れてみましょう。

　作成ワークショップ推奨の理由としては，まずメンターの支援が受けられることが挙げられます。第2章で見たように，自分の理念を見出すにあたり，メンターが自分の考えをまとめてくれたり，自分にはない視点を与えてくれたり，引き出してくれる，などが理念を深めるうえで大きな助けになります。メンターは理念を見出すプロセスにおいて，振り返りをより深め，ときにつらくなるかもしれない作業を

支えてくれる存在です。ワークショップにおいては1人のメンターが，メンティー（作成者）のリフレクションが深まるように支え続けます。ワークショップ中にはメンタリングと呼ばれる1対1の対話のセッションが毎日設けられ，TPチャートをつくる場合よりもずっと深いリフレクションを行います。

　次に，集中できる環境が確保される点も重要です。一般的に大学教員はひとりでまとまった時間を自分のために確保するのは難しいものです。自分の教育活動を振り返る時間として自分で時間を捻出するのではなく，ワークショップに自分の身を委ねてしまうことが，結果的にはTP作成の早道になります。

　また，作成する仲間がいることも重要です。TP作成は自分と向き合い，相当の時間を費やす作業ですが，ともに作成する仲間がいることが精神的な支えやモチベーションの維持につながります。また，互いの教育について深く知る機会にもなり，自分のTP作成にとどまらない学びにつながります。

TPは個人でも組織でも活用できる

教育活動のリフレクションが文書化されるTPは，より確実に自分の授業改善につながる

　TPの作成プロセスにおいては，TPチャートの場合よりも時間をかけて深いリフレクションが行われ，プロダクトとしてのTPには，教育活動がより構造的により精緻に可視化されています。したがって，具体的な改善が短期目標や長期目標の設定においてより詳細にかつ多く記述されています。また，これらの短期目標や長期目標は，自分で見出した教育理念に向かう途上の布石として設定されたものであり，他者によって与えられたものではありません。この自発性にもとづいた行動目標は，授業改善の実現によりつながるものとなるでしょう。

　TPを作成しているときに自分の教育活動をじっくりと見渡し，自分と向き合ってみると，「案外自分もがんばっているのだ」と，まずは，自分で自分の活動を1つひとつ認めることができます。さらに日頃の自身の働きを，メンターをはじめとする他者に全面的に受け入れられ，そして，認めてもらえると，それだけでも気持ちが前向きになります。また，「自分のなりたかった教員像」が明らかになるとよりよい授業にしたいというモチベーションも新たにわいてきます。TPを作成することは，具体的な授業改善の指針が目標などによって与えられるだけでなく，気持ちとしても前向きに一歩を踏み出しやすくなります。

学生に公開し，教育理念や方針・方法を共有する

　みなさんは授業の初回をどのように構成していらっしゃるでしょうか。授業で扱

う範囲が広いと簡単に全体像を説明した後は，すぐに授業内容に入ってしまうことが多いのではないでしょうか。しかしながら，学習環境を安心・安全な場とし，協調的な雰囲気をつくることは，学生の学習に対するモチベーションの維持において重要であることがわかっています[12]。

　学生に対して，自分がどのような教育理念をもっており，どういう授業を行っていくのか——これらを明確に伝えることは，学生が教員の熱意を理解し，また，今後の目標やその目標に至る道もわかり，それらによって学生自身のモチベーションの向上につながります[13]。

　TP には，自分の理念やそれを実現するための具体的な方法が記されています。この理念や方針・方法の部分を取り出して，授業を受講する学生と共有してみましょう。授業開始時の冒頭や，あるいはガイダンスなど，「最初に」共有するのがタイミングとしては最適です。また，授業の受講生だけでなく，自分のウェブサイトにおいても教育に関する考え方として公開することも考えられます。

TP 作成が FD プログラムに積極的な意味づけを生む

　現在，FD の実施は義務化されており，各機関においてさまざまなプログラムが実施され，また，学外にも公開されているものも多くあります。しかしながら一方では，その形骸化も指摘されています[14]。

　TP を作成すると，理念の実現において不足している知識や技術に気づくことができます。たとえば，教育理念が「よりよい看護が常に提供できるよう，自ら学び続けていく看護師を育てたい」であるとき，それを実現するための方法には，たとえば，授業中に，学生が主体的に調べたり考えたりすることを促す活動を取り入れることが考えられます。こうした活動は，一方向の講義や単純な質疑応答のみでは実現することができないものです。そういったときに教員が必要だと思ったことこそが，FD プログラムとしてふさわしいものとなります。

　TP を作成した人で集まり，教育をよくするために何を知りたいのか，何を学びたいのか，ということを話し合うことで，本当に必要な FD プログラムが見えてきます。授業方法についての知識を得ることが第一ならば，オンデマンドの動画視聴で学べるような仕組みを整えることも一案ですし，他の教員との意見交換の場をつくることでさまざまな知識が得られることでしょう。また，全般的に評価に課題があることがわかったら，集中的に評価について学んだり，ルーブリックを作成したり，といった研修機会が有効かもしれません。このように，FD プログラムが「教員が知りたいこと」にもとづいて提供されていくことで，より効果的に教育改善を促進していくことができます。

　また，TP の「教育活動に対するリフレクションを行う」という特徴を活かし，TP を教員研修の総まとめとして位置づける活用方法が考えられます。つまり，一

連の研修内容に関して，ただ知識を獲得するだけではなく，学んだことを「じぶんごと」として自分の教育活動に確かに位置づけるために TP を作成するのです。

　たとえば，愛媛大学には，2013（平成 25）年度より教員育成制度として導入され，現在は「テニュア教員育成制度」として実施されているプログラムがあります。これはテニュア・トラック教員を対象とした 100 時間におよぶ研修プログラムですが，ここに TP が教育に関するプログラムの集大成として必修科目として位置づけられています[15]。また，カリフォルニア大学バークレー校では大学院生向けの大学教員準備講座があり，TP はその最終課題の 1 つとなっています[16]。

就職や昇進の面接で説明する事項は TP に書いてある

　TP は日本ではまだ普及の途上にあり，実際に公募書類として TP が必要な機関の数はまだまだ少ないのが現状です。しかしながら，TP は就職や昇進などにおいて「自分が何者であるか」「どのような教育を行いたいか・行うことができるのか」を説明する場面において役に立ちます。

　就職や昇進などにおいて，教育に関しては，たとえば，下記のような事項を尋ねられます。

　「これまでどのような授業を担当してきたのか？」
　「どういう授業ができるのか？」
　「どのような学生を育てたいか？」
　「この大学（学部）の理念に対してどのように貢献できるか？」
　「今後どういった教育をしていきたいか？」

　TP を作成すると，これらの質問には比較的スムーズに答えられます。作成プロセスにおいて自分の教育活動についてリフレクションを行い，一貫性をもって活動を見渡すためです。したがって，TP を提出する場面はまだまだ少なくとも，TP を作成する過程を経験するということ自体が役に立つのです。

組織が教育業績の多角的な評価資料として活用する

　TP は，北米や欧州などにおいては昇進や昇格，テニュアの審査時において，教育の質を見るための業績評価資料として定着しています[17]。Teaching Award の選考資料として用いられることも少なくありません。TP は，日本においても 2008 年の答申において多角的な教育業績評価資料の一例として言及されており，教育の質を評価する資料として今後ますます普及していくことでしょう。すでに日本においても教員公募や昇進時の業績評価資料として TP を用いる機関も出てきています[10,18]。

表12　TP を業績評価資料にする場合のガイドライン

TP を教育業績評価とすることの理解	・教育業績の評価方法として TP を用いることが，構成員に受け入れられていること
TP の要件	・評価にかかる労力が過度にならない分量であること ・教育活動の事例や関連情報を幅広く所収したものであること ・自己省察の本文と根拠資料が一貫したものであること
評価者	・評価者は評価の訓練を受けていること ・評価者としての客観性が確保されるような選ばれ方であること ・評価者チームは 3〜6 名で構成されること
評価方法	・評価の基準が定められていること

〔文献 1，17）を参考に筆者作成〕

　しかし，TP が教育業績の評価として有効に機能するためには，考慮すべき点が存在することも確かです。評価対象となる TP の定義，学内の合意形成や評価方法に関して，いくつかのガイドラインが示されていますのでそれらを参考にするとよいでしょう（**表12**）。

　TP はアカデミック・ポストに応募する際の資料として求められることも多いため，TP の作成を大学院生向けのプログラムとして提供している大学も多くあります（カリフォルニア大学バークレー校，ブラウン大学，ニューヨーク州立大学アルバニー校など）。今後，日本においても TP が教育業績の評価資料として普及していくことになれば大学院生に対するこの種のサポートが必要になっていくかもしれません。

カリキュラム改善を考えるときの出発点とする

　TP を作成すると，自分の教育活動全体が見渡され，教育理念を自分で見出し，それにもとづいて教育活動が整理されます。そして，リフレクションを経て数々の気づきが得られます。たとえば，教育理念と方法がうまく結びついていない部分などは，具体的な改善点として浮かび上がります。また，自分のやってきたことの価値にも気づき，教育者としてのモチベーションも高まります。また，所属機関の掲げる理念やディプロマ・ポリシーに対して，自分の教育理念がどのように位置づけられるのかを考えることで，自身が教育者として価値を発揮できるあり方がより明確になることでしょう。

　このタイミングで，カリキュラムについても少し考えてみましょう。この TP 作成時の「問題意識もモチベーションも高い」時期に，カリキュラムに対して，自分の教育活動がどう位置づけられるのかを考えると，より大きな視点での改善の方向性が見えてくることでしょう。

　一方では，教育は教員がチームで担っているものです。カリキュラムに対して，

教員ひとりだけの教育活動が変化するのでは実際のところ十分ではありません。理想的には，同じカリキュラムを担う教員が同じような時期に TP を作成するとよいでしょう。多様な教育理念をもつ各教員がそれぞれの価値を発揮しながら教育活動を行い，それがカリキュラムを構成する──TP 作成はそうした教育環境が実現する出発点となります。

優れた教育を社会に発信する

TP は教育活動が文書で作成されていることが特徴です。また，一定の構造があり分量もある程度決まっています。その記述は，教員の教育者としての思いが具体的な方法に結びつき，その成果や評価が整理され，さらに今後の目標へ続く，という一連の流れとして語られるため，読み進めやすい構成です。したがって，教育活動を表現し，他者に伝える 1 つの「型」として機能することが可能です。

TP は，教育活動を伝える様式として活用することができます。その教員が行っている教育活動が 1 つの物語として表現され，現場で行われている教育を活き活きと伝えることができるのです。

昨今，大学は社会に対して説明責任が求められていますし，実際に学生を獲得するため積極的に大学の特色を発信していく必要が生じてきています。このような状況のなか，大学として「素晴らしい教育」をアピールする手段として TP は有効なものの 1 つといえるでしょう。

参考文献

1) ピーター・セルディン（著），大学評価・学位授与機構（監訳），栗田佳代子（訳）：大学教育を変える教育業績記録，玉川大学出版部，2007．〔Seldin, P.（2004）. The Teaching Portfolio：A practical guide to improved performance and promotion/tenure decisions（3rd ed）. Bolton, MA：Anker Publishing Company〕

2) 栗田佳代子，吉田塁，大野智久（編著）：教師のための「なりたい教師」になれる本！，学陽書房，2018．

3) Goodyear, G.E. & Allchin, D.（1998）. Statements of teaching philosophy. To improve the academy, 17（1），103-121.

4) 杉本均：アメリカの大学におけるティーチング・ポートフォリオ活用の動向，京都大学高等教育叢書，2，14-30，1997．

5) 中央教育審議会：学士課程教育の構築に向けて（答申），文部科学省，2008．
http://www.mext.go.jp/b_menu/shingi/chukyo/chukyo0/toushin/1217067.htm（検索日：2021年2月10日）

6) Kurita, K.（2013）. Structured strategy for implementation of the teaching portfolio concept in Japan. International Journal for Academic Development, 18（1），74-88.

7) 栗田佳代子（編）：評価結果を教育研究の質の改善・向上に結びつける活動に関する調査研究会報告書「日本におけるティーチング・ポートフォリオの可能性と課題——ワークショップから得られた知見と展望」，大学評価・学位授与機構，2009．
https://www.niad.ac.jp/ICSFiles/afieldfile/2009/05/27/houkokusho_tp200903.pdf（検索日：2021年2月10日）

8) 北野健一：大阪府立大学高専におけるティーチング・ポートフォリオの取組と発展，日本高専学会誌，17（2），3-6，2012．

9) 松本高志，岩佐健司：ティーチング・ポートフォリオの導入プロセスと継続的活用，工学教育，62（2），31-35，2014．

10) 皆本晃弥：佐賀大学における質保証の取り組み，平成28年度大学質保証フォーラム報告書「質保証，誰が何をどうするか」，60-66，2016．
https://www.niad.ac.jp/n_kokusai/event/no17_NIAD1612-REPORT03-WEB3.pdf（検索日：2021年2月10日）

11) 栗田佳代子（編）：ティーチング・ポートフォリオの定着・普及に向けた取り組み

　　　──効果検証・質保証・広がり，大学評価・学位授与機構，2014.

　　　https：//www. niad. ac. jp/n_shuppan/project/__icsFiles/afieldfile/2014/07/07/no9_
　　　20140707TP.pdf（検索日：2021 年 2 月 10 日）

12）Ford, M.E.（1992）. Motivating Humans： Goals, emotions and personal agency beliefs.
　　　Newbury Park, CA：Sage Publications, Inc.

13）スーザン A. アンブローズ，マイケル W. ブリッジズ，ミケーレ・ディピエトロ，他
　　　（著），栗田佳代子（訳）：大学における「学びの場」づくり　よりよいティーチン
　　　グのための 7 つの原理，玉川大学出版部，2014.〔Ambrose, S.A., Bridges, M.W.,
　　　DiPietro, M., et al.（2010）. How Learning Works：Seven research-based principles
　　　for smart teaching. San Francisco, CA：Jossey-Bass.〕

14）山田剛史：大学教育センターからみた FD 組織化の動向と課題，国立教育政策研究所
　　　紀要，139，21-35，2010.

15）愛媛大学テニュア教員育成制度実施本部：愛媛大学テニュア教員育成制度ガイドブッ
　　　ク 2020，愛媛大学，2020.

　　　http://ts.adm.ehime-u.ac.jp/info/（→ガイドブック２０２０を掲載しました。）（検索
　　　日 2021 年 2 月 10 日）

16）Graduate Student Instructor Teaching & Resource center UC Berkeley Graduate
　　　Division（2020）. Fostering your professional development.

　　　https://gsi.berkeley.edu/gsi-guide-contents/fostering-your-professional-developme
　　　nt/（検索日 2021 年 2 月 9 日）

17）Paulsen, M.B.（2002）. Evaluating teaching performance, New Directions for Institu-
　　　tional Research, 114, 5-18.

18）東田 卓，鯵坂誠之，金田忠裕，他：2017 年アカデミック・ポートフォリオ作成ワー
　　　クショップ開催報告，大阪府立大学工業高等専門学校研究紀要，52，69-76，2019.

TP に関する参考書籍，
関連 Web サイトなど

　ここでは，TP や TP チャートなどの作成に参考となるようなリソースを簡単な解説とともに紹介します。前記参考文献と一部重複する情報もあります。

🍎 書籍

栗田佳代子，吉田　塁，大野智久（編著）：教師のための「なりたい教師」になれる本！，学陽書房，2018.

　　TP チャートの作成や見直しについて書かれた初等中等教育機関の教員向けの書籍です。TP チャート作成や授業改善の事例は，小中高校の教員によるものです。

皆本晃弥：ティーチング・ポートフォリオ導入・活用ガイド，近代科学社，2012.

　　TP の導入から作成までが一貫して紹介されており，作成ワークショップの実施についても詳細に説明されています。著者は佐賀大学において導入を進めたご本人です。

大阪府立大学高専ティーチング・ポートフォリオ研究会（編著）：実践 ティーチング・ポートフォリオ スターターブック，NTS 出版，2011.

　　TP の作成方法やワークショップの実施方法などについて具体的に説明されています。大阪府立大学高専は 2020 年現在もっとも TP 作成者を輩出している機関です。事例が 8 例収められています。

ピーター・セルディン（著），大学評価・学位授与機構（監訳），栗田佳代子（訳）：大学教育を変える教育業績記録，玉川大学出版部，2007.

　　『Teaching Portfolio』の第 2 版の翻訳書です。TP 開発者の著書の翻訳書で，事例が 17 収められています。

ピーター・セルディン & J. エリザベス・ミラー（著），大学評価・学位授与機構（監訳），栗田佳代子（訳）：アカデミック・ポートフォリオ，玉川大学出版部，2009.

　　大学教員の教育活動だけでなく，研究，社会貢献，管理運営活動についても統合的に振り返る「Academic Portfolio」の翻訳書です。

🍎 Web サイト

栗田佳代子，吉田　塁：教育活動を振り返る TP チャート——個々の軸を確立し，組織づくりへ，キャリアガイダンス，422，35-40，2018.

　　https://shingakunet.com/ebook/cg/422/#page=35（検索日：2021 年 2 月 10 日）

TP チャートについてのインタビュー記事です。大変わかりやすく解説されています。

栗田研究室 Web サイト https://kayokokurita.info/

本書著者の Web サイトです。TP 研究会の Web サイトに情報を移行中ですが，Q&A や資料などのリソースがあります。

TP 研究会 http://a4tp.info/（検索日：2021 年 2 月 10 日）

ティーチング・ポートフォリオ研究会の Web サイト。TP や TP チャートなどについてのオンラインリソースや研修の紹介などをしています。

ティーチング・ポートフォリオ（TP）Facebook group

https://www.facebook.com/groups/TP2007/（検索日：2021 年 2 月 10 日）

TP についての情報交換・情報共有などを行う Facebook 上のグループです。

🍎 その他　『看護教育』誌の連載記事

医学書院発行の『看護教育』誌の 59 巻 4 号（2018 年 4 月号）から 12 回にわたり「ティーチング・ポートフォリオ作成講座」と題して，連載をさせていただきました。本書はこの講座がもとになっておりますが，内容として所収されていない部分もあります。下記にタイトルを列挙します。

（第 1 回）本講座の概要とティーチング・ポートフォリオについて，59（4），314-319，2018.

（第 2 回）ティーチング・ポートフォリオ・チャートの作成，59（5），404-411，2018.

（第 3 回）ティーチング・ポートフォリオ・チャートを見直す，59（6），500-505，2018.

（第 4 回）ティーチング・ポートフォリオ・チャート作成の感想：森真喜子さん（国立看護大学校）との座談会（前編），59（7），594-601，2018.

（第 5 回）ティーチング・ポートフォリオ・チャート作成の感想：森真喜子さん（国立看護大学校）との座談会（後編），59（8），752-759，2018.

（第 6 回）ティーチング・ポートフォリオ作成ワークショップ，59（9），836-842，2018.

（第 7 回）スタートアップシートの作成，59（10），926-931，2018.

（第 8 回）ティーチング・ポートフォリオの初稿の作成：小林由実さん（神奈川県立保健福祉大学）の第 1 回メンタリング事例とともに（前編），59（11），1008-1015，2018.

（第 9 回）ティーチング・ポートフォリオの初稿の作成：小林由実さん（神奈川県立保健福祉大学）の第 1 回メンタリング事例とともに（後編），59（12），1084-1091，2018.

（第 10 回）ティーチング・ポートフォリオの第 2 稿の作成：小林由実さん（神奈川県立保健福祉大学）の第 2 回メンタリング事例とともに，60（1），76-83，2019.

（第 11 回）ティーチング・ポートフォリオの第 3 稿の作成：小林由実さん（神奈川県立保健福祉大学）の第 3 回メンタリング事例とともに，60（2），166-173，2019.

（第 12 回）ティーチング・ポートフォリオの活用と更新，60（3），248-253，2019.

おわりに

　本書で学んでいただきありがとうございました。

　TP チャートについてご理解いただけたでしょうか。TP チャートを作成や見直しをされましたでしょうか。事例として収められている TP チャートから多くを学ぶことができたでしょうか。TP にもご興味をおもちになったでしょうか。

　TP チャートは，「教育者としての自分」について向き合い，ご自身の行動の奥底に存する教育者としての軸を明確にあらわにするお手伝いをするものです。教育者としてその軸の自覚ができることは，その責任を果たしたり，新しいことに挑戦する勇気がわいたり，教育者という職の尊さを実感したり，「あぁ教員をやっていてよかった」などの思いにつながったりするはずです。

　本書は，当時『看護教育』の編集者であった大野学さんにお声がけいただいて 2018 年 4 月（59 巻 4 号）から 2019 年 3 月（60 巻 3 号）までの 1 年間の連載企画であった「ティーチング・ポートフォリオ作成講座」がもとになっています。『看護教育』は毎月，教育に関する重要なトピックをたててとてもていねいに取り上げる雑誌であり，ファカルティ・ディベロップメントを専門とする私たちも関心を寄せている雑誌でありました。そこにティーチング・ポートフォリオを作成するまでを 1 年かけて解説する，という企画をいただいたのは，私たちにとっても大変光栄なことでありました。そして，それがこの度，TP チャートに重点をおいて書籍化に至ったわけです。

　また，「はじめに」でもふれましたが，2020 年度は COVID-19 感染拡大防止のため従来の授業がすべてオンラインに切り替わるという未曾有の出来事があり，教育者としてのあり方が問われることとなりました。教員として何ができるのか，どうありたいのか，教育活動を急遽オンライン化する過程において，自分のやってきたことをあらためて見直すことになった先生方は，少なからずいらしたのではないでしょうか。

　実際に TP チャートの研修を 2020 年 3 月以降はオンラインで実施してきたとこ

ろですが,「オンライン化の波にのまれそうななか,TP チャートを作成して自分の軸をあらためて確認することができてほっとした」というコメントに代表されるような感想が多く聞かれました。

この時期に本書の刊行に至りましたことは,大野さんのお声がけ,そして出版に至るサポートのおかげです。この場をお借りして厚く御礼申し上げます。また,本書の事例として TP チャートおよび感想などのご執筆にご快諾いただきご協力いただいた安部美恵子先生,井上百合子先生,鈴木彩加先生,日置智華子先生,森真喜子先生にもこの場をお借りして御礼申し上げます。

2021 年 1 月

栗田佳代子・吉田　塁

索引

欧文索引

3K（「敬意をもって，忌憚なく，建設的に」）
    46
FD　7, 74, 75, 80, 81, 98
PowerPoint　66
Teaching Dossier　95
TP（Teaching Portfolio）　3, 54, 94, 95, 99～101

和文索引

■ あ行
アクティブラーニング　6
異質な他者　13
エビデンス　37～39, 62, 71, 93
オンライン　41, 53
オンライン環境　6

■ か行
改善・努力　4, 7, 20, 25, 26, 29, 37, 39, 92, 93
学修ポートフォリオ　71
感想　40, 41
聴き手　11, 13～16, 30
キャリア・ポートフォリオ　71
教育理念　5, 8, 9, 16, 18, 98
グラウンデッド・セオリー・アプローチ（GTA）
    75
グループワーク　57
傾聴　15, 29
更新　9, 10, 18
行動の軸　5
個人作業　11
コース・ポートフォリオ　23
コミュニケーション　8, 53
根拠資料（エビデンス）　93

■ さ行
作成目的　22, 23
成果・評価　4, 7, 27～29, 37, 39, 93
責任　4, 7, 20, 23, 28, 29, 36, 37, 39, 43, 92
専門・名前　22

■ た行
短期目標　6, 39～41
長期目標　6, 39～41
ティーチング・アシスタント（TA）　95
ティーチング・ステートメント（TS）　53, 95
ティーチング・ポートフォリオ（Teaching
　Portfolio：TP）　3, 53, 90, 92
ディプロマ・ポリシー　8, 100
テニュア　99

■ は行
話し手　11, 13～16, 30
パワーポイント　41
評価・成果　92
ファカルティ・ディベロップメント（FD）　7
ファシリテーション　53
フィードバック　11
深い理念　9
ペアワーク
    11, 13, 21, 22, 29, 36, 39, 41, 45, 46, 53
方針　4, 7, 32～37, 43～45, 50～52, 66, 67
方針・方法　92, 93
方法　4, 7, 30～37, 39, 67, 76
誇り　88
ポートフォリオ　57

■ ま行
メンター　70, 76, 90, 96
メンタリング　11, 13, 15, 16, 29, 70, 80, 90, 97
メンティー　70, 76, 90, 96

目標　4, 7, 39〜41, 43, 92, 93

■ ら行

リサーチクエスチョン　62

理念　4, 7, 34〜37, 43〜52, 66, 67, 84, 92

リフレクション　4, 6, 7, 13, 15, 16, 18〜20, 23, 25,
　　36, 42, 43, 45, 70, 90, 94, 95, 97, 98

ルーブリック　98

ロールプレイ　57

ロールモデル　67

■ わ行

ワークシート　2, 7, 18, 19, 41, 53

ワークショップ　55〜57, 62, 63, 66, 77, 95〜97

著者略歴

栗田佳代子（くりたかよこ）

東京大学大学院教育学研究科准教授，大学総合教育研究センター兼務。博士（教育学，東京大学）。東京大学教育学部卒業，東京大学大学院教育学研究科単位取得退学後，カーネギーメロン大学 Visiting Scholar，大学評価・学位授与機構准教授，東京大学大学総合教育研究センター准教授などを経て，2019 年 10 月より現職。専門は，高等教育開発と高等教育質保証。研究テーマは，効果的なプレ FD プログラムの開発と実施体制・人材育成および教員のポートフォリオ開発と普及支援。

吉田　塁（よしだるい）

東京大学大学院工学系研究科准教授，大学総合教育研究センター兼務。東京大学工学部卒業，同大学大学院新領域創成科学研究科修了後，同大学大学総合教育研究センター特任研究員，同大学教養学部特任助教，同大学大学総合教育研究センター特任講師を経て，2020 年 11 月より現職。専門は，教育工学と高等教育開発。研究テーマは，効果的な FD プログラムの開発，オンラインにおけるアクティブラーニングを促すシステムと教育プログラムの開発。